下生殖道上皮内病变的诊治和管理

主　编　魏丽惠

副主编　赵　昀

北京大学医学出版社

XIASHENGZHIDAO SHANGPINEIBINGBIAN
DE ZHENZHI HE GUANLI

下生殖道上皮内病变的诊治和管理 / 魏丽惠主编
. -- 北京 : 北京大学医学出版社 , 2018.5
　ISBN 978-7-5659-1786-8

　Ⅰ . ①下… Ⅱ . ①魏… Ⅲ . ①乳头状瘤病毒－诊疗②
乳头状瘤病毒－卫生管理 Ⅳ . ① R373.9

中国版本图书馆 CIP 数据核字 (2018) 第 078237 号

下生殖道上皮内病变的诊治和管理
主　　编：魏丽惠
出版发行：北京大学医学出版社
地　　址：（100191）北京市海淀区学院路 38 号　北京大学医学部院内
电　　话：发行部 010-82802230；图书邮购 010-82802495
网　　址：http://www.pumpress.com.cn
E － mail：booksale@bjmu.edu.cn
印　　刷：北京佳信达欣艺术印刷有限公司
经　　销：新华书店
责任编辑：刘　燕　责任校对：金彤文　　责任印制：李　啸
开　　本：889mm×1194mm　1/32　印张：7.25　字数：180 千字
版　　次：2018 年 5 月第 1 版　2018 年 5 月第 1 次印刷
书　　号：ISBN 978-7-5659-1786-8
定　　价：55.00 元

编者名单

毕　蕙　北京大学第一医院

陈丽梅　复旦大学附属妇产科医院

程　晔　浙江省肿瘤医院

耿　力　北京大学第三医院

贾　琳　山东大学齐鲁医院

孔北华　山东大学齐鲁医院

李静然　北京大学人民医院

李明珠　北京大学人民医院

倪型灏　浙江省肿瘤医院

钱德英　广东省人民医院

沈丹华　北京大学人民医院

隋　龙　复旦大学附属妇产科医院

谢　幸　浙江大学医学院附属妇产科医院

徐海苗　浙江省肿瘤医院

杨怀涛　美国辛辛那提大学医学中心

王新宇　浙江大学医学院附属妇产科医院

魏丽惠　北京大学人民医院

吴　婷　厦门大学公共卫生学院

张　莉　中国医学科学院肿瘤医院

赵　昀　北京大学人民医院

赵　超　北京大学人民医院

赵澄泉　美国匹兹堡大学医学中心

赵方辉　中国医学科学院肿瘤医院

序

再次看到中国优生科学协会阴道镜与宫颈病理学分会（Chinese Society for Colposcopy and Cervical Pathology，CSCCP）组织专家编写的著作——《下生殖道上皮内病变的诊治和管理》，我着实感到欣喜。CSCCP 自 2015 年成立以来，身体力行地致力于宫颈癌防治事业。继《现代阴道镜学》（Modern Colposcopy Textbook & Atlas）之后，该协会再次推出力作以解实时之需。

《中国妇女发展纲要（2011—2020 年）》明确提出："到 2020 年全国妇女常见病定期检查率达到 80% 以上。"其中就包括子宫颈癌和筛查。我国政府自 2009 年开始推行了子宫颈癌筛查试点项目。2009—2015 年，中央财政共投入大量人力和物力开展工作，有 5350 万名妇女进行了宫颈癌筛查，共检测宫颈浸润癌及癌前病变 77 531 例（数据来自中国疾控中心妇幼保健中心）。在实践中进一步发现存在的问题，提高筛查覆盖率是降低宫颈癌发生率和死亡率的关键。筛查策略和方法处于多元化状态，宫颈癌前病变的过度诊疗和治疗不足并不乏见，缺乏有效的质控管理，临床实践迫切需要规范化指导。

CSCCP 自 2015 年成立后就开始着手组织专家撰写"中国子宫颈癌筛查及结果异常的管理相关问题专家共识"。该共识最终于 2017 年 3 月发表在《中国妇产科临床杂志》上。基于此共识，CSCCP 再次组织专家对具体内容进行了细化和扩充，在此基础上编写了《下生殖道上皮内病变的诊治和管理》一书。本书不仅注重规范要求，还关注其实用性和可操作性，同时兼顾国际动态，是一本难得的同时具有科学性和先进性的实践手册。本书不仅可以指导临床实践，也有助于积累中国自己的子宫颈癌防治数据，为未来制定符合我国国情的指南提供证据，还能为其他发展中国家的宫颈癌防治工作提供参考，对全世界的妇科肿瘤预防都会起到积极的作用。

医学是具有不确定性的科学。在对疾病的诊疗过程中，在确保患者获益最大化的同时，将对患者造成的危害降到最低是医务工作者的毕生追求。宫颈癌筛查尤为如此，利弊同在。作为一名从医几十年的临床医生，我至今仍奋斗在临床一线。目睹宫颈癌的防控现状，中国宫颈癌的防治事业任重而道远。感谢魏丽惠教授率领的 CSCCP 团队为中国宫颈癌防治事业所做出的贡献，祝愿本书的面世能推动我国宫颈癌筛查及诊疗事业向更加规范、科学、权威及实用的方向发展。

曹泽毅

妇产科学教授

原中国国家卫生部副部长

原中华医学会常务副会长

2018 年 1 月于北京

前　言

目前，子宫颈癌已成为严重威胁女性健康的妇科恶性肿瘤。国际癌症研究署（International Agency for Research of Cancer，IARC）2012 年的数据显示，子宫颈癌为女性第四大恶性肿瘤，全球新发子宫颈癌病例 52.8 万例，死亡病例 26.6 万例。超过 85% 的子宫颈癌发生在发展中国家，占发展中国家女性肿瘤的 12%。而在发达国家，子宫颈癌仅占女性肿瘤的 3.0%。我国子宫颈癌也面临发病率升高的严峻形势。1989—2012 年，全国子宫颈癌粗发病率由 5.04/10 万上升到 13.40/10 万，农村地区升高的速度高于城市地区。2016 年最新报道 2012 年我国的子宫颈癌发病率达 14.93/10 万，占我国女性全部肿瘤发病的第五位，新发病例约为 9.89 万例，死亡病例约为 3.05 万例。近十余年来，我国的子宫颈癌新发病率和死亡率上升的趋势可能与经济发展、生活方式、性观念变化及人口老龄化相关。

随着医学的发展，人类对子宫颈癌的本质病因的了解及在筛查方式上发生了革新性的变化：人乳头瘤病毒（human papilloma virus，HPV）感染是子宫颈癌的主要病因；绝大部分下生殖道鳞状上皮病变的发生与 HPV 的持续性感染密切相关；从病因学角度，HPV 检测加入到子宫颈癌筛查的防治策略，弥补了细胞学检查敏感性不足的问题；面对不同的资源和地域，涌现出了不同的筛查方法和模式，其中自取样 HPV 检测正在成为关注的热点，以提高筛查的覆盖率和可及性；基于"物联网"（internet of things，IoT）的筛查模式也正在探索中。

除了筛查模式和策略上的变化外，医学技术也在不断地更新换代：人们成功地研发了 HPV 疫苗并应用了 10 余年，已经显著降低了 HPV 相关疾病的发生；越来越多的检测方法如计算机辅助阅片系统、Ki-67/p16 细胞学双染技术及 DNA 甲基化检测技术等被用于筛查和分流策略，其中还有一些我国自主研发的方法；阴道镜检查不再只是取活检的途径，其提供的病变信息越来越多地参与对疾病的管理；既往组织病理学结果决定治疗方案的模式已经发生了转变，相同的病理诊断可以选择不同的管理方式；除了疾病的转归外，患者的病史、体征、随访依从性及细胞学、HPV 和阴道镜检查结果等诸多信息共同参与患者的疾病风险分层管理。

　　面对诸多的新认知，中国优生科学协会阴道镜和宫颈病理学分会（Chinese Society for Colposcopy and Pathology，CSCCP）专家委员会组织编写了《下生殖道上皮内病变的诊治和管理》一书。全书共有 10 章，分别从流行病学、中国与其他国家的子宫颈癌筛查概况、病因、细胞和组织病理学、子宫颈癌筛查技术和方法、筛查异常结果的处理、特殊人群病变的管理、HPV 疫苗的应用以及发达国家的筛查防治情况等多个方面进行编写。除了实操性技术外，本书还提供了本领域最新的知识，如 CSCCP 关于中国子宫颈癌筛查及异常管理的专家共识、2014 版细胞学 Bethesda 系统（The Bethesda System，TBS）、英国和美国现行的子宫颈癌筛查指南、2017 美国阴道镜和宫颈病理学会关于最新的阴道镜推荐的解读以及世界卫生组织（World Health Organization，WHO）关于女性下生殖道上皮内病变的最新分类。我们希望能为妇产科学、妇女保健、公共卫生和预防医学以及病理学等专业领域的同道提供一本全面、简。明扼要的参考书。通过阅读本书，读者不仅能获得具体可行性的实践技术方法，也能及时跟进本领域的最新进展。

CSCCP 自 2015 年成立至今，在专著出版与实践培训上双管齐下，践行子宫颈癌防治工作，受到了广大妇产科及病理科同道的充分肯定。本书也是对 2016 年 CSCCP 组织专家翻译的《现代阴道镜学》一书的呼应。《现代阴道镜学》至今仍是北京大学医学出版社的热销译著。2017 年初，CSCCP 的《中国子宫颈癌筛查及异常管理相关问题专家共识》发表于《中国妇产科临床杂志》。《下生殖道上皮内病变的诊治和管理》一书的出版使 CSCCP 专家共识所涉及的技术方法真正落地于临床，更具实践性。

以上这些工作无不蕴含着众多委员和相关专业领域朋友们付出的辛苦和努力。感谢 CSCCP 专家委员会对本书出版的大力支持，尤其是感谢各位作者不辞劳苦、倾情呈献的最新知识和实战技术。感谢北京大学医学出版社的再次通力合作。希望本书能不负盛望，再飨读者。 CSCCP 也将秉承子宫颈癌防治事业的使命继续前行。

魏丽惠

中国优生科学协会阴道镜和宫颈病理学分会

（CSCCP）主任委员

北京大学人民医院妇产科教授

北京大学妇产科学系名誉主任

2018 年 1 月于北京

目 录

第一章 下生殖道上皮内病变的组织病理学分类

第一节 外阴鳞状上皮内病变的组织病理学诊断

1986 年，国际外阴阴道协会（International Society for the Study of Vulvovaginal Disease，ISSVD）采用"外阴上皮内瘤变"（vulvar intraepithelial neoplasia，VIN）一词来命名局限于外阴表皮内、尚未发生向周围间质浸润及转移的外阴鳞状上皮癌前病变，并且根据病变部位的细胞成熟度、核异型性、成熟障碍及有丝分裂活跃性，将其分为VIN1、VIN2 及 VIN 3[1]。在 2003 年 WHO 女性生殖系统肿瘤分类中仍采用这一分类法[2]。但是这一分类法与临床过程以及患者进展成肿瘤风险的关系并不明确。近期的研究发现在浸润性外阴癌中有两种类型，一种与 HPV 感染有关，另一种与 HPV 感染无关。这两种肿瘤具有不同的病因学、临床表现、组织病理学特征以及分子遗传学改变。具有与 HPV 感染相关性的外阴鳞状细胞癌主要发生在年轻女性，可同时或异时发生下生殖道，如子宫颈或阴道等部位的 HPV 感染性病变。而与 HPV 无关的外阴癌多发生在老年妇女。患者并无下生殖道的 HPV 感染性病变，也无吸烟史，但常伴有慢性皮肤病，最常见的是鳞状上皮增生性病变如硬化性苔癣或扁平苔癣。因此，针对这两种浸润性鳞状上皮癌，相应的癌前期病变——VIN 也应被分为两型。2004 年 ISSVD 重新修订了 VIN 的命名及分类，分为普通型（也称经典型）与分化型（也称单纯型）。前者与 HPV 感染相关，后者与 HPV 感染无关[3]。

2014 年第 4 版 WHO 女性生殖系统肿瘤分类综合了第 3 版 WHO 分类与 ISSVD 分类方案，对外阴鳞状上皮内病变的组织病理学类型进行了修订，将其分为三类：低级别鳞状上皮内病变、高级别鳞状上皮内病变和分化型外阴鳞状上皮内瘤变三类。其中前两者与 HPV 感染相关，后者无关[4]。本节以第 4 版 WHO 分类介绍外阴鳞状上皮内病变的组织病理学特征。

一、低级别鳞状上皮内病变

外阴低级别鳞状上皮内病变（low-grade squamous intraepithelial lesion，LSIL）等同于 2003 年第 3 版 WHO 分类中的外阴上皮内瘤变 1 级（vulvar intraepithelial neoplasia grade 1，VIN1）[4]，为低危或高危 HPV 病毒感染引起的临床及组织形态学改变的一种病变，其进展为癌的风险较低，病变可自行消退。

（一）临床及大体表现

可见外阴呈斑点状或丘疹状病灶，可伴有过度角化。

（二）显微镜观察

被覆鳞状上皮增生，中表层可出现挖空细胞，基底和副基底层细胞常有增生改变（图 1-1）。病变可自行消退，恶性转化发生率很低。

二、高级别鳞状上皮内病变

外阴高级别鳞状上皮内病变（high-grade squamous intraepithelial lesion，HSIL）等同于 2003 年第 3 版 WHO 的 VIN2、3 或 ISSVD 分类中的普通型 VIN（usual type

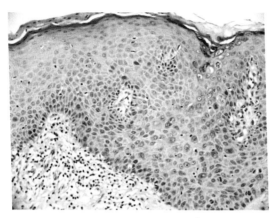

图 1-1 LSIL（VIN1）。表皮角化亢进伴角化不全，中表层出现挖空细胞，基底和副基底层细胞有增生改变

VIN，uVIN）[4]，临床上也称为鲍恩病（Bowen disease）和鲍恩样丘疹病（Bowenoid papulosis）。与 LSIL 不同，这一病变具有较高的癌变风险性，在 85%～90% 的外阴 HSIL 中可检测到 HPV，主要是 HPV 16 和 18 型[4]。

（一）临床及大体表现

可以观察到外阴出现高出周围皮肤、境界清晰、不对称的白色或红色斑块，有些病变有色素沉着。最常受累的部位为大阴唇、小阴唇及后联合。40% 以上的病例病变呈多灶性。25%～66% 的病例为同时伴有子宫颈、阴道或肛门的鳞状上皮内瘤变或浸润鳞癌的多中心病变。

（二）显微镜观察

外阴 HSIL 存在两种组织学亚型：湿疣型（warty pattern）和基底样型（basaloid pattern），两者也可混合存在。①湿疣型：增生鳞状上皮中细胞异型性明显，表皮各层均可见异型细胞，核分裂像易见，中表层常可见挖空细胞（图1-2）。②基底样型：表皮相对平坦，湿疣改变不显著，表皮全层被体积小、细胞质少及形态较一致的基底样细胞所替代。

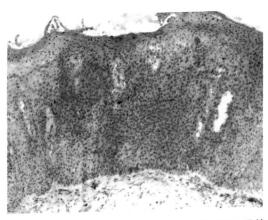

图 1-2　HSIL 湿疣型。细胞异型性明显，表皮各层均可见核分裂像，中表层可见挖空细胞

（三）免疫组化染色

外阴 HSIL 免疫组化染色常常显示病变上皮全层细胞的细胞质及细胞核 p16 阳性（图 1-3），Ki-67 增殖指数升高。

三、分化型外阴鳞状上皮内瘤病变

分化型外阴鳞状上皮内瘤变（differentiated-type vulvar intraepithelial neoplasia），简称分化型 VIN，是与 HPV 感染不相关的外阴鳞状上皮内病变，好发于老年女性，平均发病年龄为 67 岁[4]。本型常常发生于硬化性苔藓（lichen sclerosis，LS）的基础上，很多病例可伴有外阴鳞状细胞癌。

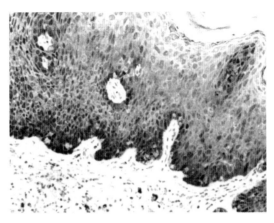

图 1-3　外阴 HSIL。免疫组化染色显示病变上皮全层细胞的细胞质及细胞核 p16 阳性

（一）临床及大体表现

外阴出现灰白色斑块，表面粗糙，边界不清，可伴有溃疡性红色病变或红斑。

（二）显微镜观察

病变区域的表皮增厚及角化不全，上皮脚延长，形成网状。表层及棘层细胞分化较好。非典型细胞主要位于基底层和副基底层，表现为细胞核增大，核仁明显，散在核分裂像。有时在基底层旁还可以见到呈漩涡状分布的鳞状上皮细胞，中心可以有角化珠（图 1-4）。

（三）免疫组化染色

基底层和副基底层异型细胞 p53 及 Ki-67 常呈强阳性表达（图 1-5）。

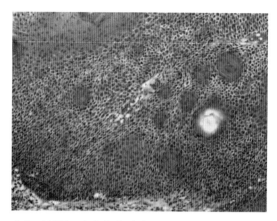

图 1-4　分化型 VIN。表皮角化过度及角化不全，棘层增厚，上皮脚延长，在基底层和副基底层可见深染的异型细胞及核分裂像，可见漩涡状分布的鳞状上皮细胞，中心可以有角化珠

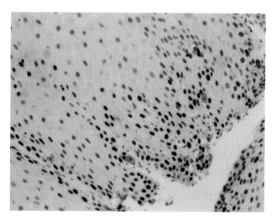

图 1-5　分化型 VIN。免疫组化染色显示基底及副基底层异型细胞可见 p53 阳性

第二节　阴道、子宫颈及肛周鳞状上皮内病变的组织病理学诊断

2012 年 10 月在美国奥兰多召开的美国病理学家学会（College of American Pathologist，CAP）会议，介绍了生殖道 HPV 感染相关性的鳞状病变的命名项目——肛门下生殖道鳞状上皮术语（lower anogenital squamous terminology，LAST）项目。该项目对于涉及下生殖道（子宫颈、阴道、外阴、阴茎和阴囊）及肛门等部位的 HPV 感染相关的鳞状上皮病变的分类与命名进行了修订[5]。推荐统一采用鳞状上皮内病变（squamous intraepithelial lesion，SIL）来命名这组病变，而不再区分部位。同时提出将很多以前分类中的三级分级法改为两级分级法，即 LSIL 和 HSIL。这一项目还提出可以选择一些生物学相关标记来提高诊断的准确性及可重复性，首选推荐的生物标记是 p16[5]。下生殖道鳞状上皮内病变的两级分类方案简便实用，使病理诊断的重复性提高，并且也使组织学分级与细胞学分级相互对应。更为重要的是，该分类方案较好地反映了 HPV 相关病变的生物学过程，能更好地指导临床处理及预后判断。

在 2014 年第 4 版 WHO 女性生殖系统肿瘤分类中，对于外阴（详见第一节）、阴道、子宫颈以及肛周与 HPV 感染相关的鳞状上皮病变均采用了 LAST 项目提出的命名及分类方案（表 1-1）[4,6,7]。以下介绍其组织病理学特征。

表 1-1　下生殖道 HPV 感染相关的鳞状上皮内病变分类变化

传统分类	2003 年第 3 版 WHO 分类	2014年第4版 WHO分类
轻度非典型增生	VIN1，VaIN1，CIN1，AIN1	LSIL
中度非典型增生	VIN2，VaIN2，CIN2，AIN2	HSIL
重度非典型增生	VIN3，VaIN3，CIN3，AIN3	
原位癌		

一、低级别鳞状上皮内病变

低级别鳞状上皮内病变（LSIL）是由 HPV 感染引起临床及病理形态学改变的一种阴道、子宫颈及肛周的鳞状上皮内病变。这一病变同时或今后发生癌变的风险较低，包括以往诊断的阴道、子宫颈及肛周上皮内瘤变 I 级（VaINI、CIN1、AIN1）、轻度非典型性增生、尖锐湿疣、扁平湿疣以及挖空细胞病等病变。

（一）临床及大体表现

无论是发生在阴道、子宫颈还是肛管的 LSIL，一般在肉眼上很难看到病变，但是有些病变可以出现外生性或乳头状病变，如尖锐湿疣等。子宫颈病变在经过醋酸涂抹后可以看到白色病变。

（二）显微镜观察

病变主要表现为鳞状上皮的基底及副基底层（外底层）细胞增生，细胞核极性轻度紊乱，有轻度的异型性，可见少量核分裂像。上皮的上 2/3 层为分化成熟的上皮成分，但其间常常出现核大、核形不规则、伴有核周空晕的挖空细胞，有时可见双核或多核细胞（图 1-6）。

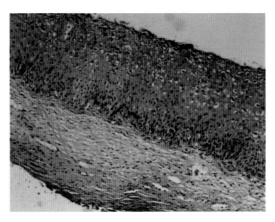

图 1-6　子宫颈 LSIL。上皮的上 2/3 层为分化成熟的上皮成分，但细胞核增大，核不规则，可见挖空细胞，基底及副基底层细胞增生，细胞核有轻度的异型性，核分裂像位于副基底层

（三）免疫组化染色

1. p16　大部分 LSIL 呈阴性或点状及小灶状阳性表达（图 1-7），约 1/3 的 LSIL p16 呈阳性。这种阳性表达主要位于基底层或副基底层，并不代表其为 HSIL，其意义尚待观察及研究，仍依据 HE 染色形态做出病理诊断。

2. Ki-67　在 LSIL 中，Ki-67 主要在基底层及副基底层表达。

二、高级别鳞状上皮内病变

高级别鳞状上皮内病变（HSIL）也与 HPV 感染相关，特别是持续性高危 HPV 感染。如果不对这一鳞状上皮内病变进行治疗干预，则具有进展为浸润性鳞状细胞癌的风险。HSIL 病变包括阴道、子宫颈及肛管上皮内瘤变 Ⅱ级（VaIN2、CIN2 及 AIN2）以及 Ⅲ 级（VaIN3、CIN3 及

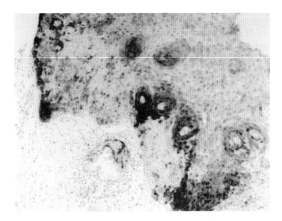

图 1-7   子宫颈 LSIL。免疫组化染色显示在上皮内出现点状及小灶状 p16 表达

AIN3）、中度非典型性增生、重度非典型性增生以及鳞状上皮原位癌。

（一）临床及大体表现

多数病例在常规临床检查时看不到明确病变，部分病例可出现出血或溃疡性病变。子宫颈病变最常出现在子宫颈管鳞 - 柱状交界部附近，可累及多个象限。进行子宫颈检查时，涂抹醋酸后，可见病变部位浓厚的醋酸白上皮。

（二）显微镜观察

病变组织被覆的鳞状上皮仅上 1/3 层保留少量分化成熟的细胞，大部分可见全层上皮缺乏分化成熟的鳞状细胞，而病变细胞扩展到上皮中层（IN2）甚至上皮全层（IN3）。这些细胞的核质比例增加，核分裂像数量增多，并且可出现在上皮中上层，有时还可看到病理性核分裂像（图 1-8）。

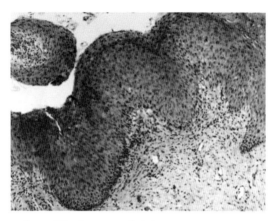

图 1-8　子宫颈 HSIL/CIN3。上皮中仅上 1/3 层保留少量分化成熟的细胞，病变细胞扩展到上皮 2/3 层以上，细胞核质比例增加，在上皮中上层中可见核分裂像

（三）免疫组化染色

1. p16　p16 是一种细胞周期蛋白依赖性激酶抑制剂，参与细胞周期的调控。在 HPV 感染所致的 HSIL 中 p16 呈现连续大片状深棕色染色（图 1-9）。因此，使用 p16 标记可以帮助鉴别是 HSIL 还是不成熟鳞化、萎缩或修复性上皮增生等类似的肿瘤病变。对于诊断中有疑问的 IN2，如果 p16 为阳性，则建议归入 HSIL；如果为阴性，则归入 LSIL。此外，对于细胞学或 HPV 检测高危型阳性，但组织学没有发现明显病变时，可以使用 p16 免疫染色帮助寻找较小、隐匿的病灶。

2. Ki-67　正常时局限于黏膜上皮的下 1/3，在 HSIL 时鳞状上皮的中上层出现 Ki-67 阳性表达，且阳性细胞的比例增加，多数情况下 >30%。

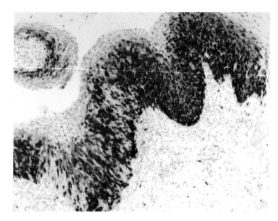

图 1-9　子宫颈 HSIL/CIN3。免疫组化染色显示病变上皮的 2/3 层细胞核及细胞质呈现 p16 连续成片阳性表达

第三节　子宫颈腺上皮内病变的组织病理学诊断

早在 1953 年，Friedell 和 McKay 就描述了子宫颈腺性病变的前驱病变，并将其命名为原位腺癌（adenocarcinoma in situ，AIS）。而英国等国家则将子宫颈腺性前驱病变命名为子宫颈腺上皮内瘤变（cervical glandular intraepithelial neoplasia，CGIN），并且将其分为两种级别——低级别 CGIN（low-grade CGIN，LG-CGIN）和高级别 CGIN（high-grade CGIN，HG-CGIN）[8, 9]。2003 年，第 3 版 WHO 分类将子宫颈浸润前的腺性上皮内病变命名为子宫颈内膜腺体异型（非典型）增生（endocervical glandular dysplasia，EGD）和 AIS，其中的 AIS 等同于 HG-CGIN[10]。

2014 年，第 4 版 WHO 分类对腺上皮内病变的命名做了调整，仅将 AIS 列入子宫颈浸润前期腺上皮内病变中[11]，并将高级别 CGIN 列为 AIS 的同义词（表 1-2）。值得关注的是，第 4 版 WHO 分类中并未将第 3 版 WHO 分类中的子宫颈内膜腺体异型增生或低级别 CGIN 列入腺上皮内病变中。

表 1-2　子宫颈浸润前期腺上皮内病变分类的变化

CGIN（三级）	CGIN（二级）	2003 年 第 3 版 WHO 分类	2014 年第 4 版 WHO 分类
CGIN Ⅰ 级	低级别 CGIN	子宫颈内膜腺体异型增生（EGD）	
CGIN Ⅱ 级	高级别 CGIN	原位腺癌（AIS）	原位腺癌（AIS）高级别 CGIN
CGIN Ⅲ 级			

AIS 是一种具有恶性表现的腺上皮内病变，如果不治疗，具有明显的进展为浸润性腺癌的风险。

（一）临床及大体表现

1. 对于 AIS，多是在细胞学筛查中偶尔发现异常腺上皮细胞的。由于 AIS 常常同时伴有 HSIL，因此，也常常在发现异型鳞状细胞时取活检或是进行子宫颈管搔刮时发现。

2. 2/3 以上的 AIS 发生在子宫颈转化区（TZ）1 cm 内，有些病变可以向上累及子宫颈管内口的 3 cm 以上。

3. 在绝大多数 AIS 可以检测出高危型 HPV，其中以 HPV 18 最为常见。

4. 一般情况下，AIS 很难通过阴道镜检查发现。多数 AIS 是局灶性的，但有 13%～17% 的病例呈弥漫多灶性，少数病例可以呈跳跃性的多灶性病变。

（二）显微镜观察

1. 几乎所有的 AIS 均累及子宫颈表面上皮和黏膜隐窝腺体。正常腺体的结构尚保存，但黏膜上皮或腺腔上皮被覆核大、深染且有核仁的恶性细胞。细胞核分裂活性增加，细胞质黏液减少，上皮呈不同程度的复层，病变上皮细胞与正常腺上皮细胞之间常常突然转化。

2. AIS 的组织类型分为如下几型

（1）普通型（子宫颈内膜型）：是最常见的一种亚型，它具有与正常子宫颈黏液上皮相似的结构特征。病变细胞有中等量的细胞质，核染色质粗（图 1-10）。

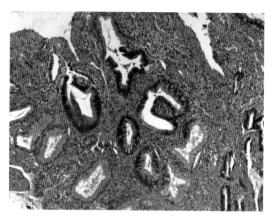

图 1-10　子宫颈 AIS（普通型）。子宫颈部分黏膜腺体被具有恶性细胞学表现的上皮所替代。这些细胞存在中等量的细胞质，核染色体粗

（2）肠型：病变中可见富于黏液的杯状细胞，偶尔可含有神经内分泌细胞或帕内特细胞（Paneth cell，又称潘氏细胞）（图 1-11）。

（3）子宫内膜样型：腺体的结构类似于增生期内膜腺体，病变上皮细胞核呈复层，排列密集，细胞质嗜酸性，细胞中黏液稀少。

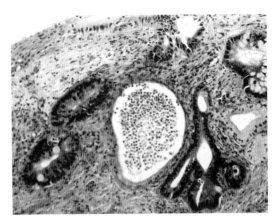

图 1-11　子宫颈 AIS（肠型）。部分腺体被异型细胞所替代，病变中可见富于黏液的杯状细胞

（4）复层产生黏液的上皮内病变（stratified mucin-producing intraepithelial lesion，SMILE）：这是一种罕见的腺性浸润前期病变，可能是一种储备细胞的高度异型增生的表现，常出现在 HSIL 或 AIS/HG-CGIN 病变中，有时也可见于浸润性鳞状细胞癌或腺癌周围，病变类似 HSIL，但细胞质中含有黏液，细胞核具有异型性（图 1-12）。临床处理上应该按照 AIS 来处理。

(三) 免疫组化染色

1. p16　不仅见于 HPV 持续感染所致的鳞状上皮病变，也可见于腺上皮病变。在与 HPV 感染相关的 AIS，p16 常呈弥漫强阳性表达（图 1-13）。

2. Ki-67　病变腺体呈高表达。

3. 雌激素受体（estrogen receptor，ER）和孕激素受体（progesterone receptor，PR）　AIS 时 ER 和 PR 表达有明显丢失。

4. 癌胚抗原（carcino-embryonic antigen，CEA）　63%～78% 的 AIS 可以表达 CEA。

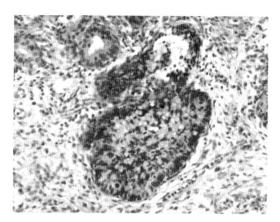

图 1-12   复层产生黏液的上皮内病变。病变腺体由复层上皮组成，细胞质内富含黏液，细胞核具有异型，可见核分裂像

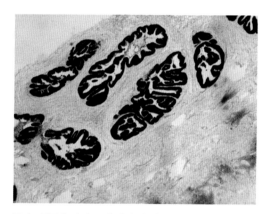

图 1-13   子宫颈原位腺癌，免疫组化染色显示子宫颈黏膜中被异型细胞所替代的腺体呈 p16 弥漫强阳性表达

（四）鉴别诊断

1. 子宫颈内膜腺体的异型增生（EGD，LG-CGIN）   是指腺体及黏膜上皮细胞具有一定的异型性，但又达不到原位腺癌的标准。由于其诊断的可重复性较低，第 4 版 WHO 分类没有在腺性癌前病变中将其单独列

出。其具体的组织学表现如下：病变腺上皮细胞呈轻中度异型，细胞质黏液减少，细胞核中等增大、深染、复层，有少量核分裂像（每个腺体不超过 2 个）或是凋亡小体。这样的病变在行免疫组化染色时，一般 p16 呈阴性，ER 及 PR 呈阳性，Ki-67 增殖指数不高，可以随诊观察。如果免疫组化染色呈现 p16 弥漫强阳性，Ki-67 增殖指数升高，且 ER 和（或）PR 有表达缺失，则认为是取材不理想或是形态不完全的 AIS，临床上仍需按照 AIS 处理。

2. 与其他子宫颈良性腺性病变的鉴别　除了考虑这些良性病变的组织学特征外，可结合选用一组免疫组化染色标记来综合判断（表 1-3）。这里需要特别注意的是，输卵管 - 子宫内膜样化生可以有局灶的 p16 阳性表达，而子宫内膜异位症有时可呈弥漫阳性表达，故仅单独应用 p16 对于区别 AIS 与输卵管 - 子宫内膜样化生及子宫内膜异位症等病变没有帮助，但如果联合应用 Ki-67 增殖指数、BCL-2 以及波形蛋白，则可能具有一定的帮助。

表 1-3　子宫颈 AIS 的鉴别诊断

抗体	AIS	输卵管化生以及子宫内膜异位症
p16	弥漫 +	局灶或弥漫 +
BCL-2	–/ 弱 +	弥漫 +
波形蛋白	–/ 弱 +	弥漫 +
Ki-67	较高	较低

（沈丹华）

参考文献

[1] Wilkinson EJ, Kneale BL, Lynch FW. Report of the ISSVD terminology committee: VIN. J Reprod Med, 1986;31:973-974.

[2] Wilkinson EJ, Teixeira MR. Epithelial tumor of the vulva. // Tavassoli FA, Devilee Pedit. WHO classification of tumours.

Pathology and genetics of tumours of the breast and female genital organs. 3rd Eds. Lyon: IARC press, 2003: 316-325.

[3]   Sideri M, Jones RW, Wilkinson EJ, et al. Squamous vulvar intraepithelial neoplasia: 2004 modified terminology, ISSVD Vulvar Oncology Subcommittee. J Reprod Med, 2005, 50:807-810.

[4]   Crum CP, Herrigton CS, McCluggage WG, et al. Epithelial tumours of the vulva. // Kurman RJ, Carcangiu ML, Simon HC, et al, eds. WHO Classification of Tumours of Female Reproductive Organs. Lyon: IARC Press, 2014: 232-236.

[5]   Darragh TM, Colgan TJ, Cox JT, et al. The Lower Anogenital Squamous Terminology Standardization Project for HPV-Associated Lesions: background and consensus recommendations from the College of American Pathologists and the American Society for Colposcopt and Cervical Pathology. J Low Geneit Tract Dis, 2012, 16:205-242.

[6]   Stoler M, Bergeron C, Colgan TJ, et al. Epithelial tumours of the cervix. //Kurman RJ, Carcangiu ML, Simon HC, et al, eds. WHO Classification of Tumours of Female Reproductive Organs. Lyon: IARC Press, 2014: 172-182.

[7]   Ferenczy AS, Colgan TJ, Herrington CS, et al. Epithelial tumours of the vagina. //Kurman RJ, Carcangiu ML, Simon Herriongton C, et al, eds. WHO Classification of Tumours of Female Reproductive Organs. Lyon: IARC Press, 2014: 210-217.

[8]   沈丹华, 郭东辉, 郑文新. 子宫颈腺上皮肿瘤及相关病变. //郑文新, 沈丹华, 郭东辉主编. 妇产科病理学. 北京: 科学出版社, 2013: 197-228.

[9]   McCluggage WG. New developments in endocervical glandular lesions. Histopathology, 2013, 62: 138-160.

[10]   Wells M, Ostor AG, CrumCP, et al. Epithelial tumours of the uterine cervix. //Tavassoli FA, Devilee P. WHO classification of tumours. Pathology and genetics of tumours of the breast and female genital organs. 3rd Eds. Iyon: IARC press, 2003: 272-279.

[11]   Wilbur DC, Mikami Y, Colgan TJ et al. Glandular tumors and precursors. //: Kurman RJ, Carcangiu ML, Herrington CS, et al. edit. WHO classification of tumours of female reproductive organs. 4th Eds., Lyon IARC: 2014: 183-194.

第二章 中国子宫颈癌筛查及诊断技术的现状与建设

第一节 以人群为基础的子宫颈癌筛查现状及存在的问题

当前子宫颈癌依然是威胁我国女性健康的主要恶性肿瘤之一，但由于其有相对明确的病因且癌前病变期较长，从而为子宫颈癌的筛查奠定了理论技术。大量研究表明，针对适龄女性开展以人群为基础的子宫颈癌筛查，进行早期诊断和早期干预，可以有效地降低子宫颈癌的疾病负担，节约卫生医疗资源。

一、我国子宫颈癌筛查现状

（一）筛查技术的演变和以人群为基础的子宫颈癌筛查研究

20 世纪 50 年代初，杨大望教授将巴氏涂片细胞学检查引入我国。这是我国最早的子宫颈癌筛查方法。在过去的几十年中，特别是在发达国家，巴氏涂片的应用显著降低了子宫颈癌的发病率和死亡率[1]。但是该方法的准确性也受到了许多因素的影响，如取材、涂片、制片、染色及读片等。至 20 世纪 90 年代，肉眼观察方法，即醋酸白和碘 实 验（visual inspection with acetic acid/visual inspection with Lugol's iodine，VIA/VILI）、液基细胞学（liquid-based cytology，LBC）和高危型人乳头瘤病毒（high risk human papillomavirus，HR-HPV）DNA 检测相继被引入我国，其中 VIA/VILI 简单易行、费用低廉，可以实现"即筛即治"，是国际卫生组织（WHO）推荐的可在经济欠发达地区应用的替代方法，但其灵敏度和特异度相对较低，对绝经期女性的筛查效果较差。LBC 改善了传统巴氏涂片在取材和制片中的问题，诊断的准确性明显提高，但需要建立有较好质量管理的细胞学检查系统，培养训练有素、能准确阅片的细胞学技术人员，因而在无细胞学技术或细胞学基础不好的地区，短时间内难以广泛推广和有效应用。HR-HPV DNA 检测在子宫颈癌筛查方面具有较高的灵敏度、客观性及重复性好等优势。2013 年 WHO 推荐在有条件开展 HPV 检测的地区优先使用 HPV 检测筛查宫颈癌 [2]。2014 年美国批准 HPV 检测用于子宫颈癌一线初筛。

20 世纪末，德国的 Harald Zur Hausen 教授证实了 HPV 感染与子宫颈癌的发生密切相关，并因此获得了 2009 年诺贝尔生理学或医学奖。1999 年，在我国山西省开展的一项以人群为基础的子宫颈癌筛查研究显示 [3]，HR-HPV 阳性女性发生子宫颈上皮内瘤变 2 级及以上（cervical intraepithelial neoplasia grade two or higher，CIN2+）病变的风险比阴性者高 250 倍，归因风险高达 95%。后续的队列研究结果进一步证实了 HR-HPV 与子宫颈癌的病因学关联，基线和第 6 年随访均为 HR-HPV 阳性的女性发生 CIN2+ 的风险是两次均为阴性者的 167 倍 [4]。这也是首次在我国基于人群流行病学的角度阐明了 HR-HPV 与子宫颈癌的病因学关联，为 HPV DNA 检测作为子宫颈癌的初筛方法奠定了理论基础。

针对子宫颈癌筛查方法，我国学者开展了一系列以人群为基础的相关研究。早在 1999 年，在我国子宫颈癌高发区——山西省襄垣开展了一项招募 1997 名女性的研究。该项研究全部由中国医学科学院肿瘤医院研究团队完成。研究从横断面的角度评价了 HPV DNA 检测、LBC 和

VIA 三种筛查方法检测 CIN2+ 的准确性。结果显示 [5, 6]，HPV DNA 检测的灵敏度和特异度分别是 95.2% 和 85.9%，LBC（以 LSIL+ 为阳性）分别是 87.2% 和 93.5%，而 VIA 则分别是 70.9% 和 74.3%。该研究也是我国首次提出 HPV DNA 检测可用于子宫颈癌的初筛的人群研究。后续在我国开展的多项研究 [7] 为 HPV DNA 检测作为我国的子宫颈癌初筛方法提供了更多的循证医学证据。

虽然 HPV DNA 检测客观，可重复性高，但大部分产品的价格较高，操作复杂，不适宜在中低收入国家推广应用。为此，比尔及梅琳达·盖茨基金会（The Bill & Melinda Gates Foundation）资助中国和印度进行了"全球多中心子宫颈癌防治与快速筛查技术合作研究"，率先成功研发了一种快速 HPV DNA 检测技术（care HPV）。该技术检测 CIN2+ 的灵敏度和特异度分别是 90% 和 84%[8]，接近发达国家或地区普遍使用的第二代杂交捕获技术（Hybrid-capture 2，HC2）。该技术具有简单、快速、准确、安全、价廉和即查即诊的优势，适宜在资源贫乏地区大规模推广应用，极大地缩小了发展中国家和地区与发达国家之间子宫颈癌防控上的差距。

然而，大部分 HPV 感染是可以被自动清除的，虽然很多女性 HPV DNA 为阳性，但不会发展为具有临床意义的子宫颈癌前病变，因此，亟须研发新的生物学标志物，以尽早识别 HPV 初筛阳性女性人群中真正的高风险人群，从而减少筛查阳性女性不必要的精神负担，合理分配卫生资源。2015 年，美国阴道镜和宫颈病理学会（ASCCP）和妇科肿瘤学会（SGO）公布的"以高危型人类乳头瘤病毒检测作为一线方法应用于子宫颈癌筛查：过渡期临床指南"（Use of primary high-risk human papillomavirus testing for cervical cancer screening: Interim clinical guidance) 推荐对 25 岁及以上的人群进行 HR-HPV 初筛。若 HPV 阳性，则进行分型检测；如 HPV16/18 阳性，则直接转诊阴道镜；若其他型别 HPV 阳性，则进一步行细胞学检查[9]。我国开展的一项以医院为基础共纳入 24 041 名女性的研究发现[10]，在 HPV 阳性女性中，最常见的持续感染型别分别是：HPV16、18 及 52。另一项在深圳对 2717 名 30～59 岁城市女性开展的横断面研究发现[11]，细胞学检查结合 HPV16/58/33/52 基因分型检测分流 HPV 阳性女性对 CIN2+ 的阳性预测值为 17.9%，阴性预测值为 98.6%，提示细胞学检查结合 HPV16/58/33/52 基因分型检测是安全、可接受的分流策略。然而，该方法的分流效力仍需设计严谨的以人群为基础的多中心研究验证。

　　除了 HPV 型别，也可将在 HPV 致癌过程中发挥重要作用的癌蛋白用于 HPV 阳性女性的分流。一项对我国 7500 名农村女性开展的研究发现[12]，采用 E6 癌蛋白分流初筛 HPV 阳性的女性，筛查 CIN3+ 的特异度高达 93.8%，阳性预测值达 46.4%。后续开展的长期随访队列研究进一步证实了 E6 蛋白对于 HPV 阳性女性的风险预测作用，为对 HPV 阳性女性的风险分层管理提供了科学依据。

　　此外，我国学者针对子宫颈癌筛查策略也开展了相关研究。我国开展了一项纳入了 30 371 名女性的研究，通过评估 HPV DNA 检测、LBC 和 VIA 的研究发现：这三种检测均为阴性者发生 CIN3+ 的发病风险仅为 0.01%，而 HPV 阳性、HSIL 及以上、VIA 阳性女性发生 CIN3+ 的发病风险是 57.8%。在这三种筛查试验中，HPV 检测预测 CIN3+ 风险的能力最强。在 HPV 阳性女性中，细胞学也是可选择的合适筛查方法。对于 HPV 阴性的女性，CIN3+ 的即时风险在 0.01%（细胞学阴性）、0（ASC-US）、1.1%（LSIL）到 6.6%（HSIL 及以上）之间变化。对于 HPV 阳性的女性，CIN3+ 的发病风险在 0.9%（细胞学阴性）、3.6%（ASC-US）、6.3%（LSIL）和 38.5%（HSIL 及以上）。以上三种筛查方法在独立区分 CIN3+ 的风险上具有各自的价值，因此，需要根据不同地区的具体资源情况，优化联合检测的组合方式，作为实际筛查策略。

我国的一些农村地区包括少数民族地区也开展了以人群为基础的子宫颈癌筛查项目。在新疆和田县以及山西襄垣县采用 VIA/VILI 筛查子宫颈癌取得了良好的人群筛查效果，提示 VIA/VILI 可在农村地区推广应用[13,14]。河南和内蒙古自治区对已婚女性尝试采用 HPV 检测进行初筛，对 HPV 阳性者采用 VIA/VILI、细胞学或 HPV16/18 进行分流的筛查策略，可降低 HPV 阳性者的阴道镜转诊率，具体的分流策略应结合当地的卫生资源进行选择[15,16]。

（二）我国子宫颈癌防控计划和指南的制定及落实

基于国内外学者的研究成果，我国政府已经认识到子宫颈癌筛查的必要性及可行性，并逐步开展了子宫颈癌早诊早治工作。原卫生部制定了《中国癌症预防与控制规划纲要（2004—2010）》《中国妇女发展纲要（2011—2020年）》和《中国子宫颈癌筛查及早诊早治指南》，形成了《中国子宫颈癌筛查方案与流程专家共识》，以指导我国对子宫颈癌的防控。同时，我国也开展了一系列的人群筛查，将子宫颈癌防控落到实处。早在 2005 年，原卫生部疾病控制司联合中国癌症基金会建立了我国最早的子宫颈癌早诊早治示范基地，将城市早诊早治示范基地设在深圳，将农村示范基地设在山西省襄垣县。早诊早治示范基地均采用 VIA 作为初筛手段，为我国子宫颈癌筛查项目探索积累了经验。2006—2009 年开展了中央财政地方转移支付癌症早诊早治项目，子宫颈癌筛查项目点由 2006 年的 5 个增加到了 2009 年覆盖 31 个省、自治区和直辖市的 43 个点。从 2009 年起，由国家卫生和计划生育委员会、财政部及中华全国妇女联合会（简称全国妇联）三部委合作，在全国范围内广泛开展了国家农村女性"两癌"(包括子宫颈癌和乳腺癌)检查项目。2009—2011年已对1169万农村女性进行了子宫颈癌筛查。此项目不仅提高了筛查的覆盖率,而且筛查方法在原来VIA的基础上增加了细胞学检查。从2012年起,每年筛查人数增加至1000万。2012—2015年,全国子宫颈癌筛查项目已经扩大到1140个县的3000万农村女性。最新发表的数据显示[17]:2012年,30个省份的1183个项目县实查了10 621 482名女性。2013年,30个省份的1130个项目县实查了10 321 835名女性,实查总人数均高于国家下达任务量。但阴道镜检查的异常检出率均在30%左右,低于国外异常检出率[18],且组织病理学异常检出率(<36%)没有达到比较理想的水平,提示我国阴道镜检查仍是薄弱环节,病理诊断能力也有待提高。

为了进一步探索和引入适用于我国农村地区的准确性更高、符合成本—效益的子宫颈癌筛查技术和方案,提高筛查的效果和覆盖率,2014年我国卫生和计划生育委员会(简称卫计委)依托公益性行业科研专项,在全国21个点63 000名女性中随机分组开展了细胞学、VIA/VILI及HPV DNA检测做初筛的应用示范研究,并在两癌筛查项目50余万名35~64岁农村女性中尝试开展HPV检测筛查子宫颈癌。这表明HPV检测将逐步被纳入我国有组织的子宫颈癌筛查计划中,从而提高我国尤其是贫困地区子宫颈癌的防治水平。

二、筛查存在的问题

目前我国尚处于建立全国性子宫颈癌筛查计划的初级阶段。筛查仍面临着很多"瓶颈"问题。

(一)何为适宜的筛查技术和筛查方案

我国地域广阔,子宫颈癌的疾病负担差异较大,不同地区的经济发展不平衡，医疗条件及医务人员专业水平参差不齐，因此，单一的筛查方法不能满足不同地区多元的筛查需求。除了首先考虑有科学证据支持的有良好筛查效果的方法外，还要权衡当地的实验室条件和人员能力水平及经济承受能力等因素。结合卫生经济学评价和政策分析，因地制宜地选择适合当地资源条件的筛查技术和筛查方案。综合国内外子宫颈癌筛查的最新进展和我国的国情，推荐以 HPV DNA 检测做初筛的筛查方案为主导，也可以根据当地的经济情况、其他技术的水平和可及性，选择细胞学或 VIA 检查。

（二）如何选择 HPV 检测技术和分流 HPV 阳性女性

近年来，我国 HPV 检测技术飞速发展，已被国家食品药品监督管理总局批准用于 HPV 检测的产品就有 60 余种。然而，多数检测技术缺乏设计严谨的人群临床验证。为了提高对 HPV 检测技术的监管，国家食品药品监督管理总局于 2015 年 11 月 26 日正式颁布了《HPV 核酸检测及基因分型、试剂技术审查指导原则》，严格明确了 HPV 检测临床预期用途、型别范围、阳性判断值和临床验证等的具体方法。

如何管理 HPV 初筛阳性人群也是亟须解决的问题。如今已有多项针对子宫颈癌前病变发生的各个相关环节的检测，旨在通过检测相关标志物如甲基化和癌蛋白等筛选出 HPV 阳性者中可能真正发生癌前病变的女性。但这些检测的相关研究仍处于起步阶段，其分流效力仍需要大量设计严谨的临床试验验证。

（三）如何提高筛查覆盖率

有效实施筛查计划的关键除了筛查技术本身的准确性外，还依赖于筛查覆盖率。我国在《中国妇女发展纲

要（2011—2020年）》中提出，到2020年我国对子宫颈癌
人群筛查的覆盖面要达到80%。但目前我国人群筛查率
仍处于低水平，2010年平均子宫颈癌筛查率在城市只有
29.1%，在东部经济发达地区也只达到31.3%，而在农村只
有16.9%。全国最大的以人群为基础的调查研究显示只有
1/5的女性自报接受过巴氏涂片检测[19]。为了提高筛查覆
盖率，一方面，需加强人群健康教育，提高人群主动寻求
筛查和早诊早治的意识。另一方面，应积极研发简单、快
速和价廉的筛查、诊断和治疗技术，并探索适宜边远或低
资源地区的便利医疗服务模式。

（四）如何改善我国细胞学和组织病理学现况

对于细胞学和肉眼观察检测，由于影响其准确性的因
素繁多，因此更需要制订质量控制计划。然而，当前我国
缺乏专业的细胞学培训机构，从业人员严重不足，分布不
均，水平参差不齐，大大影响了筛查质量。面对我国细胞
学和组织病理学的现状，我们应学习和借鉴国际细胞学和
组织病理学质量控制标准，尽快建立适合我国的细胞学和
组织病理学质量控制标准，例如，对从业人员定期培训，
加强实验室内部和实验室间细胞学制片质量管理和控制
等，以维持较好的筛查准确性，从而保证筛查效果。

（五）如何管理我国适龄筛查女性

随着子宫颈癌筛查工作的开展，越来越多的女性享受
到了这一健康福利。然而，因为我国人口众多，各地经济
发展不均衡，对于适龄女性筛查管理存在很多不完善的方
面，比如，有些女性一生享受不到一次国家提供的免费筛
查机会，而部分女性在一生中接受了多次组织性筛查。面
对这种情况，我们建议建立网络信息系统，完善女性筛查
信息，高效组织筛查工作，科学管理适龄女性，从而为广

大女性提供健康福利，使其受益最大化。

子宫颈癌防治是一个长期、系统的工程，建立全国的子宫颈癌筛查体系，把子宫颈癌筛查纳入到政府和医疗等相关部门的常规工作中，将组织实施、筛查、诊断、治疗和随访等各部分工作有机结合，使之常态化和可持续化，才会使我国广大女性真正享受到国家的健康福利。

（张　莉　赵方辉）

第二节　子宫颈癌筛查的细胞学检查现状及质量控制

一、子宫颈癌筛查的细胞学检查现状

子宫颈/阴道的细胞学检查是最早被用于临床及子宫颈癌筛查的细胞学检查方法，起始于希腊医生 George N. Papanicolaou（巴氏）对阴道细胞学的研究[20]。巴氏涂片对于子宫颈癌的筛查已被公认为是到目前为止最有效的肿瘤普查项目，据报道降低了 70% 的子宫颈浸润性癌的发生率。目前世界上各类的主流筛查方案，无论是细胞学联合高危 HPV DNA 双筛还是高危 HPV DNA 初筛加细胞学分流，细胞学检查都是不可或缺的重要一环。因其具有较高的特异性及相对较高的敏感性，至今尚无其他筛查方法可以直接取代。从 20 世纪末至今，子宫颈/阴道细胞学检查得到了前所未有的发展，其中最显著的进步莫过于 1991 年 Bethesda 系统（TBS）的正式发表（1988 年讨论提出）[21]，国内从 1994 年开始逐渐推广。几乎在同期引进的液基细胞学（LBP）使涂片的标准化制作及涂片质量上了一个台阶。TBS 和 LBP 相互促进，在子宫颈/阴道细胞学检查上

取得了质的飞跃。此外，近几年被用于细胞病理学的新技术和新方法还有 HPV 检查及其相关分子病理学检测方法（见相关章节）、p16/Ki-67 双染检测、计算机辅助阅片系统以及 DNA 倍体定量分析等。

（一）LBP 制片技术

LBP 制片技术是指采用薄层制片自动装置制备细胞学标本的一种新方法，是近年来在国内外细胞学检查中逐渐广泛应用的一种新技术[22]。LBP 制片技术是首先将临床上取得的细胞学样品保存在液基保存液中，然后再通过一定的技术方法将细胞薄层均匀地转移到玻片上，再进行染色镜检的方法。相对于传统的直接巴氏涂片，LBP 的主要优点在于：①制片过程标准化、规范化。②质量稳定，可重复制片。③均匀薄层，细胞结构及背景清晰。④便于进一步进行分子病理学及免疫学检测。

在此也必须指出，相对于液基制片而言，传统制片具有简单、成本低廉以及易普及等优点。在我国的实际国情下，传统制片还大有可为，仍推荐应用并重视和关注其制片质量。目前 LBP 主要应用于妇科细胞学检查。国内外部分医院也将其应用于浆膜腔积液、痰液和尿液等非妇科细胞学的常规检测。

1. 根据液基制片产品的制片原理不同，目前在国内应用的 LBP 制片设备可分为以下几种：

（1）微孔膜过滤技术：代表性设备为 ThinPrep 液基薄层制片系统，由美国豪洛捷公司研制和生产。其主要原理是通过对液基样本过滤，有选择性地留取有价值的细胞成分制片，而减少无诊断意义的成分。其制片过程主要包括细胞分散、（随机）取样、过滤和转移等过程。该项技术获得美国食品和药品监督管理局（Food and Drug Administration，FDA）认证。与传统巴氏涂片相比，微孔膜过滤技术能进一步改善标本质量，更加有效地提高低度及以上上皮内病变的检出率。此类产品技术的核心是高精度程控过滤技术，关键内容包括过滤膜质量、自动化处理程序、随机化取样控制及细胞转移。目前类似原理的产品有赛立得等产品。

（2）离心分层沉淀制片技术：代表性设备是美国 BD 公司生产的 Autocyte 细胞制片仪。其主要制片原理是通过二次离心，即第一次密度梯度试剂加程控离心，分开并去除血液、黏液及大部分无诊断意义的炎症细胞。第二次离心集中细胞，再通过自然沉降制片。其产品也已通过美国 FDA 认证。该技术的应用明显降低了细胞学的不满意率。此类产品的技术核心在于比重液。国内类似原理的产品有安必平等产品。

（3）离心沉淀制片技术：代表性产品是英国 Thermo 公司生产的 Shandon Cytospin 和 Iversal 公司生产的 Liqui-Prep（利普）等。严格意义上说来，此类产品在样本实际处理过程中没有对细胞、黏液以及血液成分选择性地提取。这一点与上述两类技术尚有区别。其制片原理是通过离心沉淀，与一般的浆膜腔积液处理类似。不过各生产商在推出时增加了前期对血液和黏液的处理过程。制片过程采用了直接离心涂片或甩片制作等技术方法一步完成。

2. 优质薄层液基细胞学涂片的基本要求　标本质量的满意度取决于正确掌握标本取材和制片染色的技术，而标本的取材质量是决定细胞学诊断准确性十分重要的初始环节。要求标本应有足够诊断的细胞数量及定点取样的合格率。其核心为取样的规范化，需要临床和细胞学专业人员的密切配合和协同：

（1）优质薄层液基细胞学制片产品应具备以下条件及特点：

1）产品应具有国家行政部门的审批注册，并依据相关法规，符合准入标准，如子宫颈细胞学检查取样设备应符合二类医疗器械的管理要求。

2）能选择性地收集足量的供诊断用的细胞，尽可能去除干扰诊断或无诊断意义的成分。

3）标本能随机化取样，以保证诊断的正确性和可重复性。

4）制片过程尽可能自动化，以减少人为干扰。

（2）优质薄层液基细胞学涂片的基本要求应达到以下几点：

1）对于液基制片的标本，其涂片鳞状细胞数量通常要求达到 20 000 个（5000 以上为基本要求），以视场数（field number，FN）双目镜 /40× 物镜下统计，每个视野平均数量应在 15~36 个。应至少可观察 40× 下计数 10 个视野（水平或垂直）。有资料显示，细胞数量增多可提高对高级别病变的检测率。

2）标本涂片中具有能为诊断提供依据的细胞，应认真甄别。文献证实，90% 以上的子宫颈癌来自子宫颈鳞 - 柱状交界部的细胞。一个取材良好的标本通常可以看到有子宫颈管细胞和（或）化生细胞。

3）涂片细胞应均匀薄层，不出现拥挤重叠或涂片空洞、中央空晕等现象。

4）细胞的人为假象少，背景清晰。除了炎症病变外，通常涂片的炎症细胞量较少（一般如超出 75%，则提示涂片不合格），出血黏液少见。

5）细胞染色佳，层次分明，细胞核结构清晰，对比度明显。

（二）TBS 报告方式（2014 年第 3 版）

子宫颈细胞学分类自 1943 年巴氏提出五级分类诊断法以来，在世界上各个国家沿用多年，为子宫颈癌的防治做出了重要贡献，使晚期子宫颈癌的发病率大大降低。之后，从巴氏分类系统发展到 Reagen 的不典型增生和原位癌的分类以及 Richart 的子宫颈上皮内瘤变Ⅰ～Ⅲ级分类。由于对各种诊断术语的命名和理解缺乏一致性，造成对患者处理上的混乱。1988 年，美国国立癌症研究所（National Cancer Institute，NCI）组织了 50 余位细胞学家在马里兰州的 Bethesda 召开了细胞学会议，提出了 TBS 报告系统，并于 1991 年出版发行了第 1 版 TBS 报告标准，而后在 2001 年作了第一次大规模的修订，并在 2004 年发行了第 2 版 TBS 报告标准，直至 2014 年又推出了第 3 版 TBS 报告标准。这被认为是使用巴氏涂片以来最显著的进展。我国从 1994 年开始在各级医院逐步推广此报告方式，现已成为国内各级医院子宫颈细胞学主流的报告方式。本节简单地对 2014 版子宫颈细胞学 TBS 报告方式的各级诊断术语进行简单的介绍[4]。

2014 年子宫颈 / 阴道细胞学检查 TBS 报告方式：

1. 涂片类型　报告应指明涂片的类型

（1）传统涂片。

（2）液基制片（制片方式及仪器型号）。

（3）其他类型。

2. 标本质量

（1）评估满意：描述有无子宫颈柱状上皮 / 转化区成分和其他影响质量指标，如部分血液覆盖或炎症等。

（2）评估不满意：注明原因。

标本不能接受而未处理：注明原因。

标本接受并处理和评估后发现品质不良：注明原因。

3. 总体判读结果

（1）无上皮内病变或恶性肿瘤：涂片内无上皮内病变和恶性肿瘤依据，其下说明有无微生物或其他非肿瘤性改变。

①未发现肿瘤性细胞改变（是否报告可自行选择，在固定报告格式中不一定包括）

A.非肿瘤性细胞改变

- 鳞状化生细胞
- 过度角化
- 输卵管上皮化生
- 萎缩反应性改变
- 妊娠相关细胞形态改变

B.反应性细胞改变，与下列原因有关

- 炎症（包括典型的修复）
- 淋巴细胞性（滤泡性）宫颈炎
- 放射线治疗
- 宫内节育器（intrauterine device，IUD）

C.子宫切除术后腺上皮细胞状态

②微生物（图 2-1）

- 滴虫性阴道炎
- 真菌，形态学上符合酵母菌属
- 菌群变化，提示细菌性阴道病
- 细菌，形态学上符合放线菌属
- 细胞形态改变符合疱疹病毒

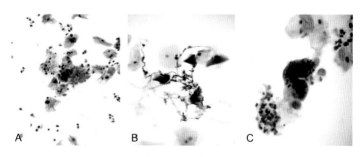

图 2-1　各类微生物感染

A.滴虫；B.真菌；C.单纯疱疹病毒感染

- 细胞改变，符合巨细胞病毒

（2）其他：主要描述≥45周岁以上妇女发现子宫内膜细胞（在未见鳞状上皮内病变时需要提醒）。

（3）上皮细胞异常

1）鳞状上皮细胞异常（图 2-2）

① 非典型鳞状上皮细胞（atypical squamous cells，ASC）

- 非典型鳞状细胞，意义不明（atypical squamous cells of undetermined significance，ASC-US）；

- 非典型鳞状细胞，不除外上皮内高度病变（atypical squamous cells，cannot exclude HSIL，ASC-H）

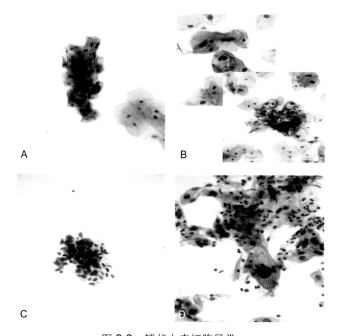

图 2-2 鳞状上皮细胞异常
A. 非典型鳞状上皮细胞（ASC）；B. 鳞状上皮内低度病变（LSIL）；
C. 鳞状上皮内高度病变（HSIL）；D. 鳞状细胞癌（SCC）

② 鳞 状 上 皮 内 低 度 病 变（low-grade squamous intraepithelial lesion，LSIL）：包括 HPV/ 轻度不典型增生 / CIN1。

③ 鳞 状 上 皮 内 高 度 病 变（high-grade squamous-intraepithelial lesion，HSIL）：包括中度、重度不典型增生，原位癌；CIN2 和 CIN3；提示有浸润可能的特征（可疑浸润）。

④鳞状细胞癌（squamous cell carcinoma，SCC）

2）腺上皮异常

①非典型腺细胞，性质未定（AGC-NOS）：

• 非典型子宫颈管细胞，性质未定

• 非典型子宫内膜细胞，性质未定

• 非典型腺细胞，性质未定：不能提示部位

②非典型腺细胞，倾向于癌变（AGC-N）：可提示子宫颈管来源或不能明确

③子宫颈管原位腺癌（图 2-3）

④腺癌：可提示子宫颈管、内膜来源、来源不明或子宫以外的腺癌。

3）其他恶性肿瘤

4. 辅助检查　主要包括高危 HPV DNA 检测、p16 癌基因蛋白检测及 p16+Ki-67 联合染色等几项。检查后应简

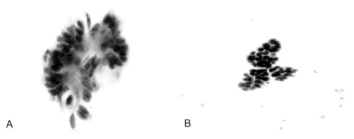

A　　　　　　　　　　　B

图 2-3　腺上皮异常
A. 子宫颈管原位腺癌（AIS）；B. 子宫颈管腺癌（AC）

要描述检测方法及结果，以便临床医生进一步理解。

5. 计算机辅助阅片　如果使用这种检测方法，应注明设备种类及检测结果。

6. 解释、备注和建议　建议和注释要简明，并与专业机构发布的各类指南相一致，并可注明参考的相关文献。

相对于 2004 年版的子宫颈细胞学 TBS 报告方式，2014 年的版本作了一些调整和内容上的补充，主要有以下几方面：

（1）在样本质量评估上强调实际可操作性，对鳞化细胞 / 转化区细胞不作专门要求（如未见，仅仅需要注明即可），并对部分治疗后样本提出＞2000 个鳞状上皮细胞就可以评估满意。

（2）在报告项目上增加了鉴别诊断、辅助检查和计算机辅助阅片的相关内容，并增加了对发生子宫颈癌危险的评估的有关内容，提出风险分级后的临床相应管理。

（3）在具体的报告内容上修订不多，主要包括

①良性表现的子宫内膜细胞报告年龄 >45 岁（原来方案是 >40 岁），强调建议应将子宫内膜评价仅限于绝经后妇女。

②对于鳞状病变 LSIL+ 少许细胞提示 HSIL，无新的分类建立，但建议进行注释，或者报告 LSIL+ASC-H。

③增加了正常和非瘤变发现类型：巨细胞病毒感染，子宫体下段细胞片（lower uterine segment，LUS），及妊娠相关细胞改变等。

（三）子宫颈癌细胞学筛查中的辅助技术

1. p16/Ki-67 联合染色（CINtec PLUS 检测）　2014年版本的 WHO《女性生殖器官肿瘤分类》已推荐使用 p16染色作为辅助 LSIL/HSIL 鉴别诊断的分子生物学指标[5]。大量文献提示，应用 p16/Ki-67 联合染色可提高 CIN 判读

的准确性，并提示 p16、Ki-67 阳性的 LSIL 进展为 HSIL 的风险远高于阴性患者，p16、Ki-67 联合检测对 CIN2 和 CIN3 的敏感性分别为 91.9% 和 96.4%，特异性分别为 82.1% 和 76.9%。其对预后、治疗和诊断分级价值明确。在子宫颈癌细胞学筛查中尤其推荐在以下状况时使用：

（1）萎缩、不成熟鳞化或修复细胞的鉴别诊断。

（2）诊断有疑问的 CIN2/ASC-H/CIN3。

（3）HPV 16/18 阳性，细胞学检查仅仅提示 ASC-US 或者以下。

2. 计算机辅助阅片　随着计算机技术的不断进步和图像分析技术的完善，多个厂家推出了应用于子宫颈癌细胞学筛查的计算机辅助阅片技术，并已有部分厂家的技术通过了 FDA 认证而被允许用于初筛。目前的计算机辅助阅片大多需要由影像处理器与阅片人员共同分析，完成双重筛查[25]。影像处理器准确识别每张玻片上最可疑的一定数量目标视野，并交给阅片人员识别，从而可以很好地发挥"初筛员"的作用，有效地减少医生需要读取的玻片面积，无须再"大海捞针"似地寻找病变细胞，使医生可以集中精力专注于精确判断病变细胞的级别，减少 ASC 的滥用，提高诊断的精确性。多篇文献提示合理运用可以显著提高各级别子宫颈病变，尤其是高级别病变的检出率。同时有文献提示，应用计算机辅助技术可以有效地提高腺细胞病变的检出率，并显著降低假阴性率。

3. DNA 倍体分析技术　DNA 倍体分析技术是一种独立的、重复性好的、能在一定程度上客观地反映肿瘤生物学行为的定量指标[26]。其通过对检测样本进行 Fulgen 染色，并应用计算机图像分析技术对细胞核内的 DNA 含量进行半定量分析，从而得出目标样本的 DNA 倍体异常情况，在结合细胞形态学改变的基础上可在一定程度上提高子宫颈癌细胞学筛查的敏感性和特异性。

二、子宫颈细胞学筛查面临的挑战

子宫颈癌细胞学筛查经过半个多世纪的临床应用，其有效性早已被确认。在发达国家最好的条件或科研条件下，多数报道提示传统的细胞学检查可发现84%以上的癌前病变和癌症。但在目前国内的实际情况下，由于存在专业的细胞学医师及初筛员极度缺乏、筛查各个环节质控不严格以及存在严重的地区差异等多方面原因，细胞学筛查的敏感性和特异性远远不能满足临床需要。在HPV DNA检测技术日益成熟的今天，细胞学筛查的有效性受到质疑，严格筛查流程的质量控制、加快相关专业从业人员的培养从而提高细胞学筛查的敏感性是当前亟待解决的问题。

三、子宫颈细胞学筛查的质量控制

子宫颈癌及癌前病变细胞学筛查中重要的一环就是筛查的质量控制，这直接关系到筛查的最终效果，当前国内及CSCCP等机构公认的细胞学筛查质量控制主要包括以下环节[27]：

（一）质控机构及筛查机构

我国的细胞学筛查质控机构应由国家、各省市及地区三级质控网络组成，卫生部临床病理质控中心、中华医学会和CSCCP等机构承担全国的病理质控事宜，各省市临床病理质控中心承担各自地区的相关事宜，具体落实到各地市级质控网络。

子宫颈细胞学实验室应隶属于医疗机构的病理科或国家认定的独立实验室。对于尚未具备条件或未设立独立细胞学实验室的医疗机构，其细胞学诊断任务应由具备相应资质的病理科医师或二级以上医院或独立医学实验室的相关部门承担。在工作中按照医疗管理条例规定签订协议，确保送检资料安全，诊断正确、及时。

（二）子宫颈细胞学的相关从业人员

子宫颈细胞学检查的相关从业人员主要由以下三类人员组成：

1. 细胞学诊断医师　应由具有临床医学或病理学专业本科及以上学历、具有医师执业资质、接受过细胞及组织病理学专门培训且考试合格并取得岗位培训合格证书者担任，初次接受子宫颈细胞学专业的培训时间应大于 0.5 年。

2. 子宫颈细胞学筛查员　应由具有医学大专及以上学历，并且经过细胞学培训基地专业培训 6 个月以上，考试合格后获得细胞学筛查合格证者担任。

3. 细胞及组织病理学技术员由具有医学大专及以上学历且从事相应技术者担任。

（三）筛查工作量及人员配比

每位细胞学工作人员（包括诊断医师和筛查员）每工作日（8 h）妇科细胞学涂片阅片量不超过 100 张；采用电脑辅助阅片的部门允许每人每工作日（8 h）阅片量不超过 200 张。原则上每位技术人员每天制片量不超过 250 张。各类各级筛查机构应按此工作量配编上述专业人员及一定数量的辅助人员。

（四）细胞学及组织病理人员培训

1. 培训机构　目前国内多采用现场培训和网络培训相结合的方式，设置国家及省、市培训基地和网络培训机构，行使培训职能。一般来说，培训机构需要满足以下基本条件：

（1）培训基地必须有高级职称的细胞学专科医师或获

得相应资质的组织病理学医师以及合理的带教师资梯队，具备开展教研工作的能力和条件。

（2）培训基地细胞学检查年工作例数应达 10 000 例以上，并已在开展传统细胞学（conventional pap smear,）、LBP、细胞蜡块制作及高危型 HPV 检测等项目，诊断质量和质控评价优秀。

（3）培训基地应配备合理的工作设施和仪器，有各种示教片和完整的教学大纲、供培训用的学习室、多人共览显微镜和显微投影装置等教学用设备和设施。

（4）建立培训基地时应由培训基地单位向国家相关部门及各地省临床病理质控中心提出书面申请，并由国家相关部门或各省级临床病理质控中心组织专家进行考核，评估合格后核准授牌，正式成为培训基地，行使培训任务。

（5）各培训基地实行定期考核制，定期接受国家相关部门及各省临床病理质控中心组织的相关机构或专家以各种形式的对培训质量进行的考核评估（通常每两年一次）。对不能达到质量要求的单位，有权撤销其基地资格。

2. 人员培训与认证

（1）凡符合从事子宫颈癌筛查工作准入条件的细胞学及组织病理学诊断医师、细胞学诊断筛查员、细胞及组织病理学技术员，从事专业工作前必须按规定在培训基地进行岗前规范培训。

（2）对于完成培训，并通过统一综合考核评分合格者报 CSCCP、国家卫生和计划生育委员会临床病理质控中心及各省、市临床病理质控中心核准，颁发由相关部门核准的各类子宫颈细胞学专科岗位培训合格证。

3. 培训方式　主要包括以下几种培训方式：

（1）专科岗前培训：包括上述从业人员的上岗前专科培训。通常培训时间需要大于 0.5 年，培训结束经考核合格后发给岗位培训合格证。

（2）国家（省）级继续教育：每年至少一次参与细胞学专项的继续教育项目的学习交流。

（3）各类各级短期专科培训。

（五）质量管理体系及质控方案

质量控制体系包括实验室标准、人员资质、整体诊治流程质控、标准作业程序（standard operation procedure，SOP）文件、室内质控及室间质控记录等一系列评价体系。主要包括以下方面：

1. 流程质控

（1）检验前的程序：包括签署检查相关知情同意书，填写规范化申请单，采集标本，验收标本，交接登记（专人）及双相签名制度等一系列质量控制程序。

（2）检验中的程序：包括样本预处理（血液、黏液、细胞量少及感染性标本等）；各种制片（手工、液基、免疫、细胞蜡块、印片、压片及针穿等）的基本要求——涂片、固定、染色、封片和标识等；镜检规范及诊断标准和报告模式等。

（3）检验后的程序：包括报告发放和签收交接制度，细胞学的档案资料管理交接制度，以及细胞学的会诊等。

2. 管理体系　主要依据中国合格评定国家认可委员会ISO15189《医学实验室质量和能力认可准则》以及质量管理体系的一些基本要求，并结合各省的实际情况建立质控管理体系并逐步完善。

3. 质控常用评价指标

（1）TBS各级判读的阳性检出率（＞5000例样本统计量）。

（2）非典型鳞状上皮细胞/鳞状上皮内病变（ASC/SIL）比值。

（3）TBS分级判读为不明确意义的非典型鳞状上皮

细胞（ASC-US）、非典型鳞状上皮细胞不除外高度鳞状上皮内病变（ASC-H）、低度鳞状上皮内病变（LSIL）、高度鳞状上皮内病变（HSIL）和鳞状细胞癌（SCC）的高危型HPV阳性率。

（4）＞100例细胞学阳性标本，包括ASC-US、ASC-H、LSIL、HSIL、SCC、非典型腺细胞和腺癌，组织学最终确认结果（即子宫颈切除术或子宫切除术后的子宫颈组织病理学诊断）的符合率。

（5）阳性病例的随访登记制度和随访比例。

（6）现场督察随机抽取连续10～20例阳性病例、20～30例阴性病例、20例室间质控标准片进行现场考核。

（徐海苗　倪型灏　程　晔）

第三节　HPV 检测技术及其在子宫颈癌筛查中的应用

对人乳头瘤病毒（HPV）开展的流行病学和基因功能学研究明确了高危型HPV持续感染是子宫颈癌发生的必需因素。自20世纪80年代开始的大量临床试验证明，HPV DNA检测对预测子宫颈癌及其癌前病变有很高的敏感性和可接受的特异性。高危型HPV阴性妇女的子宫颈癌发病风险很低，从而确立了HPV检测成为基于病因学而非形态学的子宫颈癌筛查手段。

一、HPV 与子宫颈癌

HPV属于乳头多瘤空泡病毒科乳头瘤病毒属，是一类无包膜的小型环状DNA病毒。HPV以人类为唯一宿主，通过性接触直接传染，具有嗜上皮特性，可引起人类黏膜组织良性增生或恶性肿瘤。目前已克隆鉴定的HPV型别超过160余种，其中30余种与生殖道感染有关，20余种与肿瘤有关。根据与子宫颈癌发病的相关性，可将HPV分为高危型和低危型。其中高危型又可分为致癌型（carcinogenic），包括16、18、31、33、35、39、45、51、52、56、58和59型12种。研究表明，高危型HPV感染子宫颈上皮基底层细胞后，首先呈游离状态存在于细胞内。一般认为处于这一状态的HPV不引起高级别病变，大多数在2年内自然清除。但其中部分高危型HPV DNA会与宿主DNA发生整合，成为持续感染，并引起病毒癌蛋白E6和E7的过度表达，最终导致宿主细胞发生恶性转化。若不干预，便从子宫颈低级别病变和高级别病变逐步演变至子宫颈癌。

二、HPV 检测技术

最初的HPV检测技术主要基于形态学，如细胞学、组织学、免疫组化及电镜等。因敏感度和特异度均不理想，且操作相对烦琐，故其较少使用。目前临床上用于子宫颈癌筛查的HPV检测技术是基于现代分子生物学技术而发展起来的各种核酸检测法，其敏感度和特异度均较高，且快速、方便，可高通量、自动化进行。

（一）HPV DNA 检测

1. 直接核酸检测

（1）杂交捕获HPV-DNA检测法：包括核酸印迹原位杂交、斑点印迹和原位杂交等。其中杂交捕获法-2（HC-2）是美国FDA于1999年第一个认证的HPV DNA检测技术。其基本原理是利用RNA DNA杂交来捕获样品中的HPV DNA，不对检测靶标进行扩增，通过后期化学发光信号放大实现检测。HC-2 探针针对病毒基因组全长，同时检测 13 种高危型 HPV（12 种致癌型 +68 型），包括定性检测及病毒载量半定量检测。研究显示，其敏感度和特异度可分别达到 95％ 和 85％。该技术的主要缺陷是不能对 HPV 分型，缺乏内质控，以及可能存在与低危型的交叉反应等。近年来，我国国家食品药品监督管理总局认证了一种新一代基于杂交捕获的 HPV 检测技术。该技术通过特殊的探针设计，可分别检测 HPV16/18 和其他 12 种高危型（10 种致癌型 +68、66 型），从而实现采用杂交捕获技术进行 HPV 16/18 分型。

（2）Invader 酶切信号放大法：其基本原理是在等温反应下，由 Cleavase® 酶特异性识别并切割分子结构，通过分子杂交和化学信号放大，直接检测特定的 HPV DNA 序列。该技术含有衡量样本量的内部质控技术。探针针对病毒 L1、E6/E7 区，对 14 种高危型别（12 种致癌型 +68、66 型）进行分型组检测，A5/6 组包括 51、56、66 型；A7 组包括 18、39、45、59、68 型；A9 组包括 16、31、33、35、52、58 型。该技术的主要缺陷是分组检测的临床意义不明确，可能存在与低危型的交叉反应等。

2. 核酸扩增后检测 这类方法很多，但都是基于聚合酶链反应（polymerase chain reaction，PCR）技术，包括常规 PCR、实时荧光定量 PCR（FQ-PCR）、PCR- 酶联免疫吸附测定（enzyme linked immunosorbent assay，ELISA）检测及 PCR 结合反向点杂交技术等。基本原理是通过对靶标核酸（模板）的指数扩增，放大核酸量后实现检测。操作简单，标本来源不受限制。缺陷在于检测的灵敏性过高，易因样品污染而导致假阳性，因此对实验室要求高。其中以荧光定量 PCR 技术为代表。该技术的特点是将探针分别用不同的荧光染料标记，通过实时监测荧光信号确定样本中 HPV 的种类和含量。设计探针针对病毒 L1 基因区，通过分别检测 HPV16、18 和其他 12 种高危型别（10 种致癌型 +68、66 型），实现 16/18 分型检测。不存在与低危型 HPV 的交叉反应。

（二）HPV RNA 检测

利用转录介导等温扩展技术（transcription mediated amplification，TMA）进行，该技术探针针对编码 E6/E7 蛋白的 mRNA，将 mRNA 进行反转录扩增，分别进行 16 型、18/45 分型检测和其他 11 种高危型别（9 种致癌型 +68、66 型）检测。由于 E6/E7 mRNA 的表达水平反映了 HPV 致癌基因的活跃状态，E6/E7 持续高表达又是 HPV 致癌过程的关键事件，因此，在理论上 E6/E7 mRNA 检测比 HPV DNA 检测更能发现具有临床意义的感染[28]。但这种方法不具备真正意义的全程内质控，也可能与低危型 HPV 发生交叉反应。不管采用何种 HPV 检测技术，必须强调，HPV 检测是一种非形态学检测，检测目的不是诊断是否存在病毒感染，而是预测是否存在高级别病变。因此，用于子宫颈癌筛查的 HPV 检测技术应该符合以下标准：①检测试剂应有通过临床试验获得的理想的临床敏感度和特异性的阳性判断值，即临界值（cut off）。②检测的 HPV 型别应涵盖且仅涵盖高危型别。③分型检测出的 HPV 型别应有临床意义。根据目前的研究资料，仅有 HPV 16/18 感染比其他 12 种高危型感染具有更高的高级别病变的风险。④鉴于现有的技术，难以对检测的细胞数进行定量，检测试剂定位应为定性检测。但目前国内有一种技术可在检测 HPV DNA 的同时检测单拷贝基因 TOP3。再通过换算，间接计算出单位细胞内的病毒拷贝数，但这种定量检测技术仍然需要通过临床试验来验证其临床意义。

三、HPV 检测在子宫颈癌筛查中的应用

HPV 检测在子宫颈癌筛查中有以下三个方面的应用。

(一) 用于与细胞学联合筛查

2006 年，美国阴道镜及子宫颈病理学会（ASCCP）发布指南正式推荐 HPV 检测联合细胞学筛查（简称联合筛查）作为 30 岁以上妇女子宫颈癌的筛查方案。联合筛查时如果细胞学和高危型 HPV 均为阴性，5 年后复查；若细胞学为阴性，高危型 HPV 为阳性，1 年后复查；如果细胞学为 ASC-US，高危型 HPV 为阴性，3 年后复查，如果高危型 HPV 为阳性，转诊阴道镜检查；如细胞学 >ASC-US，不论高危型 HPV 是否为阳性，均转诊阴道镜检查。

与单独细胞学筛查相比，联合筛查的敏感度增加，可以检出更多的 CIN3 及以上病变。阴性妇女后续发生 CIN3 及以上病变的风险更低，与单独细胞学检查相比可以延长筛查间隔时间。一项包含 24 295 例妇女长达 6 年随访的联合筛查的队列分析研究显示，如联合筛查为阴性，6 年后 CIN3 及以上病变的发病风险为 0.28%，而单一细胞学为阴性者 3 年后该风险为 0.51%[29]。一项包括 33 1818 例 30 岁以上美国加州妇女接受联合筛查的回顾性研究提示，在联合筛查为阴性 5 年后，CIN3 及以上病变的发病风险为 0.016%。细胞学筛查为阴性 3 年后，CIN3 及以上病变的发病风险为 0.017%[30]。而对于相对少见的子宫颈腺癌，联合筛查的敏感性也优于单独细胞学筛查。间隔 5 年的联合筛查仍然是目前 30～65 岁妇女的主流初筛方案[31]。

(二) 用于细胞学 ASC-US 的分流

该方案主要用于 25 岁以上妇女细胞学检查结果为 ASC-US 的分流管理[32]。ASCCP 推荐 25 岁以上患者细

胞学诊断为 ASC-US 时，采用 HPV 检测进行分流（也可选择间隔 1 年重复细胞学检测）。HPV 阳性者转诊阴道镜检查，HPV 阴性者间隔 3 年重复联合筛查。对于低级别鳞状上皮内病变（LSIL），可直接转诊阴道镜检查，也可采用 HPV 检测。检测阴性者间隔 1 年重复联合筛查，以减少阴道镜检查。大量研究表明，高危型 HPV 检测作为 ASC-US 病例的追踪管理方法，对于发现 CIN2/CIN3 比细胞学具有更高的敏感性和特异性。Shlay[33] 等对 195 例细胞学结果为 ASC-US 的女性在平均 64 天（12 ~ 430 天）内进行了阴道镜检查和 HPV 检测，对阴道镜检查异常者再行活检，其中高危型 HPV 的总阳性率为 31.3%，CIN1 为 36.4%，CIN2/CIN3 为 93.3%；高危型 HPV 阳性对诊断 CIN2/CIN3 的敏感性为 93.3%，特异性为 73.9%，阳性预测值为 23.0%，阴性预测值为 99.3%。Lee[34] 等对 457 例细胞学诊断为 ASC-US/LSIL 的患者进行了 HPV 检测和子宫颈活检，HPV 检测对于 CIN 的敏感性为 62.2%，HPV 检测对于 CIN2/CIN3 的敏感性为 88.1%。在细胞学 LSIL 且高危型 HPV 阳性者中，22.7% 的妇女组织病理学证实为 CIN2/CIN3；在细胞学 LSIL 但高危型 HPV 阴性者中，仅 1% 的妇女组织病理学证实为 CIN2/CIN3。

（三）用于子宫颈癌的初筛

2008 年，生殖器感染和肿瘤欧洲研究组织（European Research Organization on Genital Infection and Neoplasia，EUROGIN）首先推荐可将 HPV DNA 检测用于 >25 岁妇女的初筛，筛查间隔为 5 年。2014 年，美国 FDA 批准可将 Cobas4800 检测技术用于 25 岁以上妇女的子宫颈癌初筛。ASCCP（2015 年）、SGO（2015 年）及 ACOG（2016 年）推荐可将 HPV 初筛作为现行子宫颈癌筛查中可供选择的方案之一，即对于 ≥25 岁的妇女可选择高危型 HPV 作为初筛，阴性者间隔 3 年重复检测。

一项随访中位时间达 6.5 年的随机研究将 176 464 例妇女分为 HPV 筛查组和细胞学筛查组。入组时 HPV 检测阴性妇女 3.5 年和 5.5 年后的子宫颈浸润癌的发生率分别为 4.6/10 万和 8.7/10 万，显著低于入组时细胞学阴性妇女的 15.4/10 万和 36.6/10 万，提示 HPV 初筛比细胞学初筛在预防子宫颈浸润癌上可增加 60%～70% 的保护[35]。这一结果支持对 30 岁以上妇女如果采用 HPV 初筛，可以有更长的筛查间隔。

HPV 初筛的主要优势是：①比细胞学初筛具有更高的敏感性，减少了对高级别病变的漏诊。②比细胞学初筛有更高的阴性预测值，可延长筛查间期，增加筛查的成本 - 效益。③ HPV 检测初筛的敏感性同联合筛查的敏感性相近。④其他：降低了筛查质量对细胞学医师的依赖，适合于欠发达（特别是细胞学医师缺乏）的国家或地区开展子宫颈癌筛查，甚至有望通过样本自我采集，提高受检者的依从性等。

但是，HPV 初筛也有不容忽视的缺陷。由于女性生殖道 HPV 感染率为 10% 以上，其中年轻妇女的感染率更高，而发生高级别病变的概率不足 3%，发生子宫颈癌的概率仅为 15/10 万左右，因此，HPV DNA 初筛阳性的预测值较低。据报道，E6/E7 mRNA 检测阳性率（10.3%）低于 DNA 检测（13.4%～16.3%），在一定程度上可降低对一过性 HPV 感染的检出率[36]。如对 HPV 阳性检出者处理不当，可造成不必要的心理压力和卫生资源浪费。因此，HPV 检测不适合 25 岁以下的妇女，对 HPV 初筛阳性妇女必须进行分流。细胞学检查是首选的分流方法。利用细胞学高特异性的特点，可以中和 HPV 检测过高的敏感性和过低的阳性预测值。另一项推荐的分流技术是 HPV16/18 分型检测。流行病学研究显示，HPV16/18 导致了约 70% 的子宫颈鳞癌和 85% 的子宫颈腺癌。HPV 16/18 阳性的 CIN3 及以上病变的 10 年累计发病风险分别达 17.2% 和 13.6%，远高于其他高危型别（3.0%）[37]。美国 FDA（2014 年）、ASCCP（2015 年）、SGO（2015 年）及 ACOG（2016 年）均推荐对 HPV 初筛 16/18 型阳性者可直接转诊阴道镜检查。但目前对这一推荐还存在一些分歧，虽然 HPV 16/18 型阳性的高级别病变风险高于其他型别，但还是存在相当比例的一过性感染，全部转诊阴道镜检查还是属于过度处理。其他分流方法尚有 p16/Ki-67 免疫组化双染、hTERC 基因检测、DNA 甲基化检测及微 RNA（mioro RNA，miRNA）检测等。这些分子检测技术均特异性地针对在 HPV 致癌过程中发挥关键作用的分子，因此，在理论上比细胞学更具有优势，但是在进入临床应用前仍需要临床试验验证其优势。

　　目前 HPV 初筛的另一个关注点是对癌前病变尤其是浸润癌和腺癌的漏诊风险。有报道显示，在细胞学 HSIL 妇女中，高危型 HPV 的阴性率为 9.5%；在细胞学为 AGC 的妇女中，高危型 HPV 的阴性率达 53%[38]。另有报道，在经筛查发现的 526 例子宫颈癌中，HPV 阴性者为 98 例（18.6%），细胞学阴性者为 64 例（12.2%），联合筛查阴性者为 29 例（5.5%），其中以 HPV 初筛漏诊率最高[39]。其原因有以下几点：①少数特殊类型的子宫颈腺癌的发生与 HPV 无关，如胃肠型黏液腺癌（微偏腺癌）、神经内分泌小细胞癌、透明细胞癌和浆液性癌等。②为了达到最佳的敏感性和特异性，通过临床试验人为设定了一个阳性阈值。当检测低于该阈值时则判读为阴性，实际上它还是阳性。③可能存在现有 HPV 检测技术涵盖的 13 或 14 种以外的高危型别感染。④ HPV 检测技术本身所致的假阴性，如该检测探针所针对的 DNA 片段因病毒整合而丢失时产生假阴性。

　　总之，HPV 检测是继细胞学检查之后广泛被用于临床的一种子宫颈癌筛查技术，并且以其高度的敏感性和阴性预测值弥补了细胞学筛查的不足。理想的子宫颈癌筛查策略应该是尽可能识别出真正的癌前病变（最大化获益），同时避免对 HPV 一过性感染的过度检测及其引发的病变的过度治疗（最小化筛查相关的损害）。不同国家和地区之间的经济发展和卫生资源并不平衡，可以从地区医疗卫生技术水平以及经济状况的实际出发，合理应用 HPV 检测技术，正确解读和处理 HPV 阳性和阴性的检测结果，从而使 HPV 检测技术能够在制订子宫颈癌筛查策略中最大化地发挥其优势。

（王新宇　谢　幸）

第四节　子宫颈癌筛查策略

发达国家多年的经验表明，通过筛查、早期诊断和治疗，可以降低子宫颈癌的发病率和死亡率。开展子宫颈癌的防治工作已成为国家和地区的公众卫生形象和医疗公平的一个标志。纵观发达国家近百年对子宫颈癌的防治史，人类经历了探索并逐步完善的历程。至今，对子宫颈癌筛查和诊断的方法仍在被广大学者不断更新。子宫颈癌的初筛方法从细胞学检查发展到细胞学与 HPV 联合筛查，再发展到以 HPV 检测作为初筛。近年来各种分子生物学检测方法不断涌现。即便是对于经济技术不发达地区，肉眼筛查（VIA/VILI）的技术方法也在不断更新。对各种初筛方法的利与弊、初筛阳性结果的后续分流策略以及筛查间隔等一直存在争议。尤其是西方国家 HPV 疫苗较中国提前 10 年使用，疫苗使用对西方 HPV 相关疾病所产生的影响已经逐渐呈现。面对中西方不同的子宫颈癌防治形势，是盲目跟从西方，还是结合实际探讨有中国特色的子宫颈癌防治策略，以及众多国产子宫颈癌筛查技术如何助力我国的子宫颈癌筛查项目，这些都是目前子宫颈癌筛查策略中的焦点问题。

一、细胞学筛查方法在子宫颈癌筛查中的意义

20 世纪 20 年代，美国的 Papanicolaou 和欧洲的 Babes 同时发现通过阴道脱落细胞可以发现子宫颈癌患者，但直到 1943 年 Papanicolaou 等发表了由阴道脱落细胞涂片可以初步诊断子宫癌的论文后，才建立了子宫颈脱落细胞做巴氏涂片用于子宫颈癌筛查的方法。经过多年的探索，学术界确立了以细胞学筛查方法为主体的子宫颈癌筛查方法。过去的 50 多年间，发达国家的人群筛查数据显示，子宫颈细胞学检查方法的应用已经大幅度降低了子宫颈癌的发病率。但大量数据也显示了细胞学筛查方法的局限性。最突出的问题是单次细胞学检查对子宫颈高级别病变的敏感性较低（50%～70%），需要通过增加筛查次数来弥补细胞学检查敏感性不足的问题[40]。

随后尽管通过建立了细胞学的 TBS 描述性报告标准和开展液基细胞学制片方法，提高了细胞学诊断的敏感性和特异性，但子宫颈癌的发病率和死亡率并没有像人类所期望的那样继续大幅度下降，细胞学检查作为子宫颈癌筛查的主要方法已经遭遇发展中的瓶颈问题。细胞学检查对鳞状细胞病变敏感，腺性病变不敏感。细胞学的应用使得西方国家鳞癌的发病率大幅度下降，但腺癌的发病率却在增加。子宫颈细胞学对识别子宫颈腺癌及其癌前病变作用有限[41]。

我国从 20 世纪 50 年代就开始了子宫颈癌的防治和筛查工作。50 年代初，我国引进了巴氏细胞学[42]和阴道镜，学术界开始对以细胞学作为子宫颈癌的筛查方法进行了探

索，推动了我国子宫颈癌的防治工作。20 世纪 70 年代由中华医学会推动了在全国 10 个省市。在对 61 万人的人群普查中，经细胞学检查发现癌和高度可疑癌并经过病理学最终确诊者占全部检出癌的 61%，大大推动了子宫颈癌的防治工作。各大医院医生走向基层和农村，在人群中进行子宫颈癌的普查普治。

1998 年，随着细胞学筛查方法在全球的推广，细胞学制片得到了改进，并推出了液基细胞学（LBC），细胞学的判读也由原来的巴氏五级分类方法更新为 TBS 描述性报告系统。中国基本上同步引进了液基细胞学检查，并在全国推广细胞学的 TBS 描述性诊断标准 [43,44]。

尽管随着 HPV 筛查在子宫颈癌筛查中的应用越来越多，作为传统的方法，细胞学方法以其高特异性的特点，使其至今仍具有不可被替代的地位 [45]。

二、HPV 在子宫颈癌筛查中的地位

随着诺贝尔奖获得者 Zur Hausen 教授发现高危型 HPV 感染与子宫颈癌发病密切相关以来，近十余年来人们越来越多地关注以下问题：HPV 感染的不同状态，HPV 感染与子宫颈病变和子宫颈癌的相关性，HPV 检测是否可以作为初筛的方法，HPV 初筛的利与弊，以及何为筛查的最佳方案。

1. HPV 的易感部位　目前已知子宫颈的鳞 - 柱状交界部是子宫颈癌的好发部位。多数学者认为，该部位柱状上皮薄弱，化生上皮不成熟，或因子宫颈上皮表面微小损伤，游离的 HPV 病毒颗粒即能够进入上皮基底层细胞。在一定条件下，HPV 可以逃避宿主的免疫识别。HPV 进入基底细胞内，并立即启动病毒复制。一些 HPV 可以被宿主免疫系统快速清除而不能被检测到。而另一些活跃型 HPV（通常是高危型）在感染后开始于宿主染色体内合成

DNA，并自我复制，由游离型变为整合状态。子宫颈上皮处的损伤和修复进一步刺激基底细胞分裂和血管的增生，这可能会加速病毒复制，细胞开始在形态学上发生变化，并逐渐累积成为非典型增生。在此变化中 HPV E6/E7 起着关键性的作用。HPV 感染后，有可能会发生三种临床转归：①大多数感染可能处于永久性的潜伏状态，即 E6/E7 存在于子宫颈上皮内，成为隐匿感染；或者只出现短暂的细胞学变化，而且通过临床常用的方法不能检测到 HPV。②随着病变进展，出现了与 HPV 相关的低级别子宫颈病变或阴道病变，可以通过细胞学或 HPV 检测到这种变化。此类病变大多数可能会自行逆转或者维持不变。③很小部分进展为高级别病变。在这类患者中，高危型 HPV 感染长期存在。因此，在临床子宫颈癌筛查中关注的是有可能变为高级别，或已经是子宫颈高级别病变的患者。

由于月经、性生活、分娩以及常见、多发的生殖道炎症等均可引起子宫颈上皮微小损伤，因此，在子宫颈鳞 - 柱状交界部更易受到 HPV 感染，发生上皮内病变。其他鳞状上皮部位，如阴道、外阴、肛周、肛门以及口腔也易受 HPV 感染，发生上皮内病变。

2. HPV 在不同年龄人群中的感染现状　在 25~35 岁人群中持续 HPV 感染导致 CIN3 的风险最大，随后会下降。30 岁前的年轻女性最易被 HPV 感染，50% 以上的年轻女性在初次性生活后可感染 HPV，但可以通过自身免疫系统迅速将其清除。50% 的被感染者在 6 个月内清除 HPV，90% 的被感染者在 2~3 年内可以清除，因此，在年轻女性中，子宫颈高级别病变很少见。高危型 HPV 感染后，仅有 25% 的青少年女性发展为低级别病变（LSIL），而 90% 的女性可以自然消退，只有 3% 发展为高级别病变（HSIL）[46]。中老年女性感染后发生 CIN3 的概率较青少年女性高。

丹麦的一项研究[47]对于细胞学阴性、HPV阳性的人群随访观察了10年。初次筛查时年轻女性为22~23岁，老年女性为40~50岁。随访10年后两组发生CIN2以上病变的概率分别为13.6%及21.2%，并发现HPV感染型别以16、18、31、33亚型为主。CIN3中超过12%的女性会进展为浸润性癌，因此，对于已确诊为CIN3的患者要给予积极治疗。

我国人群流行病学资料显示我国高危型HPV感染率约为15%，农村为14.6%，城市为13.8%。与国外不同的是，我国女性高危型HPV感染在30岁前后呈双峰状，即30岁前出现高危型HPV感染高峰，30岁后农村女性表现为持续感染高峰，城市女性则于下降后再升高。广州金域诊断中心[48]以HPV分型共检测了51 345例（其中广东占55%）。结果显示高危型HPV的感染率为21.12%，而49岁前为感染高峰，占56.62%；最常见的高危型HPV亚型依次为52、16及58亚型，在50岁以上组则以16亚型最为常见。在HPV感染人群中，单一高危型HPV亚型感染者最为常见，占总人数的18.8%，占所有高危型HPV感染者的72.33%；而多重亚型感染者占总人数的7.19%，占所有高危型HPV感染者的27.67%，反映了中国人群HPV感染的特点。

3. HPV在子宫颈癌筛查中的意义 1998年，随着HPV感染与子宫颈癌发生密切相关理论的建立，高危型HPV检测方法（HPV HC2）也被引入了中国，并开始被用于筛查中。

纵观近10余年来，大家最为关注的是HPV方法在筛查中的作用，特别是HPV16、18分型及其他12种亚型检测方法被美国FDA批准可以用初筛后，如何将其应用于子宫颈癌初筛一直存在争议。高危型HPV检测作为初筛具有很高的灵敏度，可以延长筛查间隔。对我国而言，也适宜我国细胞学医师缺乏的现状。但是由于其高灵敏度和低特异度，造成被筛查女性的焦虑，阴道镜转诊率高，并造成临床上的过度治疗。这些均是临床上经常遇到的问题。故对于易感染 HPV 的 30 岁以下年轻女性，欧盟和美国 ACOG 不推荐将 HPV 检测作为初筛。

多项研究显示，HPV 阳性率随子宫颈癌前病变程度的加重而升高，子宫颈癌中 HPV 的阳性率最高。我国上海的一项大样本研究[49]显示高危型 HPV 阳性率在子宫颈炎、CIN1、CIN2/3 以及子宫颈鳞癌中分别为 40.8%、74.9%、70.2% 和 83.3%，最常见的高危型 HPV 型别为 16、58 和 52 型。HPV 16、58 型的优势比（odds ratios，OR）在宫颈炎和 CIN2/3 中分别为 2.99（95% CI，1.32～4.33）和 1.56（95%CI，1.11～3.21），在宫颈炎和鳞癌中分别为 9.68（95%CI，2.31～7.893）和 2.33（1.41～3.87），反映了我国 HPV 与子宫颈病变的相关性。

在我国子宫颈癌患者中，一项对 2004—2006 年全国的 1244 例子宫颈癌组织标本的研究发现，不同地区的子宫颈癌都以感染 HPV16 和 18 两种基因型为主，感染率占 80% 以上[50]，与全球子宫颈癌患者 HPV 感染的主要型别相似。

并非所有的子宫颈癌均为 HPV 阳性，特别是腺癌，常常为阴性，故单独应用 HPV 筛查作为子宫颈癌初筛方法时应予以重视。2010 年，38 个国家对子宫颈癌的 10 575 例组织进行 HPV 检测时，只有 85% 与 HPV 相关，腺癌的相关性更低[51]。

我国的资料显示[52]，在来自中国 9 个区域 718 例子宫颈腺癌中，只有 75%（33%～100%）的患者 HPV 阳性，在 HPV 阳性的肿瘤细胞中 90% 的患者是 HPV16、18 和 45 型。HPV 阳性子宫颈腺癌患者比 HPV 阴性患者平均年轻 6 岁，而且临床病理类型表现恶性度低。20%～40% 的腺鳞癌和老年患者以及晚期癌的 HPV 为阴性，预测有可能 HPV 不参与这些患者的致癌作用。

4. 规范新技术，明确定位　当前我国面临推行子宫颈癌防治的大好局面，各种筛查技术和检测方法如雨后春笋一般涌现出来。各种 HPV 检测方法高达几十种，但因缺乏临床验证数据，因而对于筛查的意义并不明确。目前大多以经美国 FDA 认证的 HPV HC2（美国凯杰公司制）16/18 分型及 12 种高危型 HPV 检测（美国罗氏公司制）为参照标准。不少国内产品已显示了其 HPV 检测的临床意义。国家食品药品监督管理总局于 2015 年 11 月做出了明确规定（国家食品药品监督管理总局，2015 年第 93 号附件 3），要求根据临床验证数据进行准入。此举推动了我国 HPV 试剂的规范生产和应用，势必会促进子宫颈癌的筛查工作，并能更好地推动我国子宫颈癌的防治工作。

三、细胞学与 HPV 联合筛查

由于细胞学的灵敏度为 60% ~ 80%，而 HPV 检测阳性者并非都属于子宫颈鳞状上皮内病变，并且存在一定的漏诊率，因此，细胞学和 HPV 联合筛查可以相互弥补不足，既能提高单一细胞学检查的灵敏度，又可以避免 HPV 初筛时过高的阳性率而增加阴道镜转诊率，也可以避免 HPV 筛查的漏诊率。美国妇产科医师协会（ACOG）2012 年提出对 30 岁以上的女性应用 HPV 联合细胞学筛查作为子宫颈癌筛查的方法[53]。2016 年，ACOG 对联合筛查以及间隔时间等又做了详细的规定（详见第十章）。

欧盟汇总了多项循证医学资料，提出以下筛查策略[54]：HPV 分流细胞学检查结果异常者；细胞学分流 HPV 检测阳性患者；进行细胞学和 HPV 的联合筛查指导策略[54]。研究表明，在 30 ~ 50 岁经病理证实为 CIN3 的患者中高危型 HPV 的灵敏度为 53.8%（95% CI，38.2% ~ 72.3%）。

在异常细胞学中 HPV 方法的灵敏度为 51.4%，假阳性率为 12.0%。HPV 分流 ASC-US 的灵敏度 47.5%，假阳性率为 8.2%。在 ≥30 岁经病理证实为 CIN3 的患者中细胞学在 ASC-US 及以上的灵敏度为 49.7%（32.9%～71.5%），因此，无论是 HPV 分流细胞学 ASC-US 及以上结果，或是对于 HPV 阳性者用细胞学进行分流都有一定的局限性。但是这种精准分流可以更准确地诊断癌前病变和早期癌，减少漏诊和假阳性率。在欧洲开展的四项研究中，以 HPV 作为初筛发现子宫颈浸润癌的病例略低于以细胞学初筛的方法。表明在子宫颈浸润癌的早期检测中，HPV 检测不如细胞学方法。可能 DNA 病毒负荷在 HPV 检测的灵敏度阈值以下。

我国的资料也证实在三甲医院，即在有一定的技术和设备保障情况下，联合筛查可以达到最好的机会性筛查结果。应用联合筛查，其结果优于细胞学和 HPV 初筛，各种检测对于子宫颈癌及癌前病变的漏诊率分别为：联合检测为 0.21%，子宫颈细胞学为 9.03%，HPV 检测为 2.66%，三者有统计学差异[55]。

四、其他筛查方法

中国癌症基金会以及一些学者结合国外已有的各种筛查常规，提出了在我国应用细胞学、HPV 以及 VIA/VILI 等筛查方法[56]。但目前我国主流的筛查方法仍然是细胞学和 HPV 检测。其他方法，包括醋酸染色及碘实验的肉眼筛查方法，也在我国进行大规模试点。

VIA/VILI 筛查的敏感度低于 HPV 和 TCT 检查。该方法对经济欠发达并缺乏卫生资源和细胞学医师的地区来说，是可供选择的子宫颈癌筛查方法之一，其优势是价格低廉，操作简便，可以即时判断。尽管肉眼筛查与阴道镜及子宫颈四象限多点取材及 ECC 相结合可以提高其诊断率[57]，但是肉眼筛查法的局限性主要在于没有永久性记录，不能对检查结果进行评价，质控困难，假阳性率较高，可能导致部分女性过度诊断和治疗，以及由此带来不必要的焦虑。肉眼筛查法是通过肉眼观察子宫颈表面在醋酸或碘实验下的变化，不能对位于子宫颈管内的转化区进行评价，其灵敏度低（50%），容易漏诊。因此，肉眼筛查法只能作为条件有限情况下的短期使用，不宜作为长期推广的初筛方法。目前也有研究显示 VIA 可用于 HPV 分流，并被 WHO 向发展中国家推荐，当前我国应用 VIA/VILI 作为初筛方法的地区并不多。

目前国内还推出了多种方法，从高端的分子生物学和基因检测进行分流，到用物理方法补充肉眼观察进行初筛。无论采取哪种方法，都需要根据临床实际需要出发。作为筛查方法，需要价格便宜、操作简单，经临床大数据验证，有较好的灵敏度和特异性，才可能被推广使用。

当前不少学者结合国外的筛查常规，探讨了我国的子宫颈癌筛查方法，并对各种筛查方法进行了优劣势评估[58, 59]，提出在我国现行状况下，应加强细胞学培训，规范 HPV 检测，在肯定 HPV 细胞学联合筛查优势的同时，应结合当地的经济状况、筛查人员所掌握的技术水平和群众接受的程度，因地制宜地推行多元化的筛查策略[60]。

（魏丽惠）

参考文献

[1]　Jordan J, Arbyn M, Martin-Hirsch P, et al. European guidelines for quality assurance in cervical cancer screening: recommendations for clinical management of abnormal cervical cytology, part 1. Cytopathology, 2008, 19(6): 342-354.

[2]　WHO guidelines for screening and treatment of precancerous lesions

for cervical cancer prevention. Geneva: WHO Press, 2013:10.

[3] 赵方辉, 戎寿德, 乔友林等. 山西省襄垣县妇女人乳头状瘤病毒感染与子宫颈癌关系的研究. 中华流行病学杂志, 2001, 22(5): 375-378.

[4] Shi JF, Belinson JL, Zhao FH, et al. Human papillomavirus testing for cervical cancer screening: results from a 6-year prospective study in rural China. Am J Epidemiol, 2009, 170(6): 708-716.

[5] Belinson J, Qiao YL, Pretorius R, et al. Shanxi Province Cervical Cancer Screening Study: a cross-sectional comparative trial of multiple techniques to detect cervical neoplasia. Gynecol Oncol, 2001, 83(2):439-444.

[6] 乔友林, 章文华, 李凌等. 子宫颈癌筛查方法的横断面比较研究. 中国医学科学院学报, 2002, 24(1):50-53.

[7] Zhao FH, Lin MJ, Chen F, et al. Performance of high-risk human papillomavirus DNA testing as a primary screen for cervical cancer: a pooled analysis of individual patient data from 17 population-based studies from China. Lancet Oncol, 2010, 11(12): 1160-1171.

[8] Qiao YL, Sellors JW, Paul S Eder, et al. A new HPV-DNA test for cervical-cancer screening in developing regions: a cross-sectional study of clinical accuracy in rural China. Lancet Oncol, 2008, 9(10):929-936.

[9] Huh WK, Ault KA, Chelmow D, et al. Use of primary high-risk human papillomavirus testing for cervical cancer screening: interim clinical guidance. Gynecol Oncol, 2015, (136): 178-182 .

[10] Wang S, Wei H, Wang N, et al. The prevalence and role of human papillomavirus genotypes in primary cervical screening in the northeast of China. BMC cancer, 2012, 12(1): 160-169.

[11] Zhang Y, Wang Y, Liu L, et al. Prevalence of human papillomavirus infection and genotyping for population-based cervical screening in developed regions in China. Oncotarget, 2016, 7(38): 62411.

[12] Qiao YL, Jeronimo J, Zhao FH, et al. Lower cost strategies for triage of human papillomavirus DNA-positive women. Internat J Canc, 2014, 134(12): 2891-2901.

[13] 苏莱娅, 胡赛音, 阿也提, 等. 新疆和田农村地区醋酸/碘染色法筛

查宫颈癌两年结果分析. 中国妇幼保健, 2011, 26(28): 4332-4334.

[14] 马俊飞, 赵雪莲, 张莉, 等. 2006—2009 年山西省襄垣县 VIA/VILI 筛查子宫颈癌的检出效果评价. 癌症进展, 2015 (6): 637-641.

[15] 贾震, 王少明, 段仙芝. 内蒙古少数民族地区子宫颈癌的筛查方法研究. 中国妇产科临床杂志, 2012, 13(1): 15-17.

[16] 孙小伟, 郑凤仙, 刘金红, 等. 国产 HPV 杂交捕获技术在农村子宫颈癌筛查中的应用. 中华肿瘤防治杂志, 2016, 23(3): 137-141.

[17] 罗晓敏, 宋莉, 吴久玲等. 中国农村妇女子宫颈癌检查项目 2012 和 2013 年上报数据结果分析. 中华预防医学杂志, 2016, 50(4): 346-350.

[18] Cox JT, Schiffman M, Solomon D, et al. Prospective follow-up suggests similar risk of subsequent cervical intraepithelial neoplasia grade 2 or 3 among women with cervical intraepithelial neoplasia grade 1 or negative colposcopy and directed biopsy. Am J Obstet Gynecol, 2003, 188(6):1406-1412.

[19] Wang B, He M, Chao A, et al. Cervical cancer screening among adult women in China, 2010. The Oncologist, 2015, 20(6): 627-634.

[20] Papanicolaou GN, Traut HF. The diagnostic value of vaginal smears in carcinoma of the uterus. Am J Obst Gynec, 1941, 42:193-197.

[21] Kurman RJ, Solomon D(editors). The Bethesda system for reporting cervical/ vagianl cytologic diagnoses: definitions, criteria and explanatory notes for terminology and specimen adequacy. New York: Springer Verlag, 1994.

[22] 潘秦镜, 李凌, 乔友林, 等. 液基细胞学筛查子宫颈癌的研究. 中华肿瘤杂志, 2001, 23:309-312.

[23] Ritu Nayar, David C. Wibur. The Bethesda system for reporting cervical cytology: definitions, criteria and explanatory notes. 3rd Edition. New York: Springer, 2015.

[24] Kuman, Young. 世界卫生组织(WHO)女性生殖器官肿瘤. 4版. 诊断病理学杂志社, 2014.

[25] Patten SF, Lee LJL, Nelson AC. Neopath Autopap 300 automated pap screener system. Acta Cytol, 1996, 40:45-52.

[26] 孙小蓉, 汪键. DNA定量细胞学. 2版. 湖北科学技术出版社, 2011.

[27] 倪型灏, 孙文勇. 细胞病理学工作规范及指南. 杭州, 浙江大学出

版社, 2009.

[28] Cuschieri K, Wentzensen N. Human papillomavirus mRNA and p16 detection as biomarkers for the improved diagnosis of cervical neoplasia. Cancer Epidemiol Biomarkers Prev, 2008, 17(10):2536-2545.

[29] Dillner J, Rebolj M, Birembaut P, et al. Long term predictive values of cytology and human papillomavirus testing in cervical cancerscreening: joint European cohort study. BMJ, 2008, 337: a1754.

[30] Katki HA, Kinney WK, Fetterman B, et al. Cervical cancer risk for women undergoing concurrent testing for human papilloma-virus and cervical cytology: a population-based study in routine clinicalpractice. Lancet Oncol, 2011, 12(7): 663-672.

[31] Schlichte MJ, Guidry J. Current cervical carcinoma screening guidelines. J Clin Med, 2015, 4(5): 918-932.

[32] Massad LS, Einstein MH, Huh WK, et al. 2012 updated consensus guidelines for the management of abnormal cervical cancer screening tests and cancer precursors. ObstetGynecol, 2013. 121(4): 829-846.

[33] Shlay JC, Dunn T, Byers T, et al. Prediction of cervical intraepithelial neoplasia grade 2-3 using risk assessment and human papillomavirus testing in women with atypia on papanicolaou smears. Obstet Gynecol, 2000, 96(3):410-416.

[34] Lee NW, Kim D, Park JT, et al. Is the human papilloma virus test in combination with the Papanicolaou test useful for management of patients with diagnoses of atypical squamous cells of undetermined significance/low-grade squamous intraepithelial lesions? Arch Pathol Lab Med, 2001, 125(11):1453-457.

[35] Ronco G, Dillner J, ElfstrUm KM, et al. Efficacy of HPV-based screening for prevention of invasive cervical cancer: follow-up of four European randomised controlled trials. Lancet, 2014, 383 (9916): 524-532.

[36] Cuzick J, Cadman L, Mesher D, et al. Comparing the performance of six human papillomavirus tests in a screening population. Br J Cancer, 2013, 108(4), 908-913.

[37] Khan MJ, Castle PE, Lorincz AT, et al. The elevated 10-year risk of cervical precancer and cancer in women with human papilloma virus (HPV) type 16 or 18 and the possible utility of type-specific HPV testing in clinical practice. J Natl Cancer Inst, 2005, 97(14):1072-1079.

[38] 吕永金, 谢沁玲, 郑宝文等. 子宫颈癌筛查大样本数据引发的思考. 中华临床实验室管理电子杂志, 2016, 4(1):8-12.

[39] Blatt AJ, Kennedy R, Luff RD, et al. Comparison of cervical cancer screening results among 256 648 women in multiple clinical practices. Cancer Cytopathol, 2015, 123(5):282-288.

[40] Cuzick J, Clavel C, Petry KU et al. Overview of the European and North American studies on HPV testing in primary cervical cancer screening. Int J Cancer, 2006, 119:1095-1101.

[41] Bulk S, Visser O, Rozendaal L, et al. Cervical cancer in the Netherlands 1989—1998: decrease of squamous cell carcinoma in older women, increase of adenocarcinoma in younger women. Int J Cancer, 2005, 113:1005-1009.

[42] 刘淑范, 洗美生. 子宫颈及阴道细胞病理学诊断报告方式的建议. 中华妇产科杂志, 1998, 33(5): 316-319.

[43] 王友芳, 郎景和. 子宫颈细胞学检查及TBS描述. 中国肿瘤, 1999, 27(2):14-16.

[44] 张平, 徐海苗. 超薄细胞检测及TBS分类法在子宫颈癌筛查中的应用. 中国肿瘤, 2003, 12(4): 238-240.

[45] Baowen Z, R Marshall A, Xiaoman L, Zaibo L, Congde C, Shanshan Y, Chengquan Z. Bethesda System reporting rates for conventional Papanicolaou tests and liquid-based cytology in a large Chinese, College of American Pathologists-certified independent medical laboratory: analysis of 1394389 Papanicolaou test reports. Archives of pathology & laboratory medicine l2015; 139.

[46] Moscicki AB, Shiboski S, Hills NK, et al. Regression of low-grade squamous intraepithelial lesions in young women. Lancet, 2004, 364(9446):1678-1083.

[47] Kjaer S, Frederiksen K, Munk C, et al. Long-term absolute risk of cervical intraepithelial neoplasia grade 3 or worse following human

papillomavirus infection: role of persistence. J Natl Cancer Inst. 2010, 102(19):1478-1488.

[48] Zeng Z, Yang H, Li Z, et al. Prevalence and genotype distribution of HPV infection in China: Analysis of 51. 345 HPV genotyping results from China's Largest CAP Certified Laboratory. J Cancer, 2016, 7(9): 1037-1043.

[49] Gu Y, Ma C, Zou J, et al. Prevalence characteristics of high-risk human papilloma viruses in women living in Shanghai with cervical precancerous lesions and cancer. Oncotarget, 2016, 7(17): 24656-24663.

[50] Chen W, Zhang X, Molijn A, et al. Human papillomavirus type-distribution in cervical cancer in China: the importance of HPV 16 and 18. Cancer Causes Control, 2009, 20(9):1705-1713.

[51] Human papillomavirus genotype attribution in invasive cervical cancer: a retrospective cross-sectional worldwide study. Lancet Oncol, 2010, 11(11):1048-1056.

[52] Molijn AL, Jenkins DL, Chen W, et al. The complex relationship between human papillomavirus and cervical adenocarcinoma. Int J Cancer, 2016, 15, 138 (2): 409-416.

[53] Massad LS, Einstein MH, Huh WK, et al. 2012 updated consensus guidelines for the management of abnormal cervical cancer screening tests and cancer precursors. Obstet Gynecol, 2013, 4 121(4):829-46.

[54] Valentine K, Broeck DV, Benoy I, et al. Cytology at the time of HPV: some things to think about when discussing HPV. Acta Cytologica, 2016, 60:527-533.

[55] 郭艳利, 游珂, 张睿怡等. 子宫颈细胞学联合高危型HPV检测在子宫颈癌及癌前病变检出中的作用. 中国妇产科临床杂志, 2017, 17(1): 3-6.

[56] 董志伟主编. 中国癌症筛查及早诊早治指南 (试行). 北京: 北京大学医学出版社, 2005. 3-4.

[57] 赵昀, 赵超, 江静, 等. 醋酸白及碘试验肉眼观察法在农村妇女子宫颈癌筛查中的作用. 中国实用妇科与产科杂志, 2012, 28(9):116-118.

[58] 赵昀, 崔淑慧, 任丽华, 等. 细胞学、高危型HPV检测在子宫颈病变筛查中的应用. 中国妇产科临床杂志, 2006, 89:93.

[59] 隋龙, 丛青. 人乳头瘤病毒检测临床应用误区. 中国实用妇科与产科杂志, 2016, 32: 395-398.

[60] 魏丽惠. 在中国实施子宫颈癌多元化筛查的策略. 中国妇产科临床杂志, 2015, 16(1): 1-2.

第三章　子宫颈癌筛查结果异常的管理

子宫颈癌筛查结果异常包括子宫颈细胞学异常、高危型 HPV 阳性（包括 16、18 型阳性以及其他 12 型阳性）以及联合筛查结果的异常。

一、高危型 HPV 检测作为初筛时的处理

具体流程详见图 3-1。本文中提到的 HPV 检测都是指高危型 HPV 检测，包括 HPV16 和 18 型等，共 14 种亚型。当高危型 HPV 为阳性时，如能进行 HPV16、18 分型，则先进行 HPV16、18 分型。如果 HPV16 或 HPV18 型为阳性，则需立即转诊阴道镜检查。如果 HPV16 和 18 型为阴性而其他 12 种高危 HPV 亚型为阳性时，则需要用细胞学筛查来分流。如果对 HPV16 和 18 型阴性而其他 12 种高危 HPV 亚型阳性的妇女都进行阴道镜检查，则存在阴道镜转诊数量过多和过度诊断的问题[1]。如果细胞学筛查结果 ≥ASC-US，则需要立即转诊阴道镜检查；如果细胞学筛查为阴性，可以选择 1 年后复查细胞学和高危型 HPV[2]。当高危型 HPV 为阳性而又不能进行 HPV16、18 分型时，则需要进行细胞学筛查。因为仅根据高危型 HPV 阳性就进行阴道镜检查也存在阴道镜转诊率高和过度诊断的问题。当细胞学结果 ≥ASC-US 时立即转诊阴道镜检查；当细胞学筛查结果为阴性时，选择 1 年后复查。复查时需要进行细胞学和 HPV 联合检测。

因为年轻女性是 HPV 感染的高危人群，故建议高危型 HPV 检测仅用于 30 岁以上的女性。

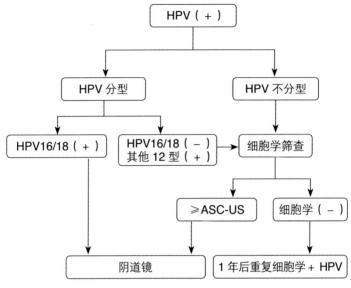

图 3-1　高危型 HPV 阳性的处理流程

二、子宫颈细胞学筛查异常结果的处理

　　子宫颈细胞学筛查是通过子宫颈脱落细胞形态学的变化评估肿瘤的发生、发展，其取材是取子宫颈的脱落细胞。子宫颈细胞学筛查的原理是癌组织的代谢比正常组织高，细胞脱落也比正常细胞快，癌细胞彼此之间的凝集力较正常细胞低，面积很小的癌灶脱落的细胞数目可以很多，因此，对于临床上无症状、肉眼无法识别的早期子宫颈癌和癌前病变，通过子宫颈脱落细胞涂片检查可以检出早期病变。但是，脱落细胞的特征与活体细胞的特征并不完全相同，并且无组织结构，因此，临床上不能只根据子宫颈细胞学筛查的结果就进行诊断和处理。子宫颈细胞学筛查的结果只能作为筛查结果，对于异常的子宫颈细胞学，通常需要在阴道镜的指导下行子宫颈活检即子宫颈病变规范化

诊断的三阶梯流程来确定诊断，从而指导临床处理。对子宫颈细胞学筛查异常结果的处理，是指以细胞学作为初筛方法的异常细胞学的处理（图 3-2）。

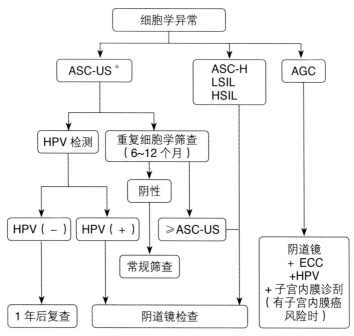

*不能做 HPV 时，可行阴道镜检查

图 3-2　子宫颈细胞学异常的处理流程

在对子宫颈细胞学筛查异常结果的处理时还要注意，子宫颈细胞学筛查虽然具有简便易行、无创、经济有效且可多次重复的优点，但不可避免地会有假阴性的问题。假阴性率为 15%～40%。子宫颈细胞学筛查对子宫颈癌和癌前病变检出的准确率与肿瘤的性质、部位和病情发展的程度有直接关系[3]。子宫颈鳞癌的细胞学诊断准确率可在90% 以上。子宫颈鳞癌细胞脱落较多，与外界接近，标本容易获得，准确率比腺癌高。子宫颈细胞学诊断对腺癌的准确率较差，平均为 50% ~ 70%，主要是因为腺癌细胞的标本不易获得以及腺癌细胞容易被破坏等因素。子宫颈细胞学检查对早期癌比对晚期癌检出的准确性高。因为晚期癌表面多有出血和坏死，不易获得良好的标本。子宫颈细胞学检查对晚期肿瘤检出的重要性不大，主要是发现早期子宫颈癌及癌前病变。子宫颈细胞学筛查的准确性还受到许多其他因素的影响，如取材、固定、涂片制作、染色技巧和阅片水平等。所以，对子宫颈细胞学异常结果进行处理时要结合患者的临床表现，包括症状、体征和其他因素，应全面考虑，要谨防子宫颈细胞学结果假阴性的问题。

1. 细胞学 ASC-US 的处理　在异常子宫颈细胞涂片中，ASC-US 占 50% 以上，是最常见的细胞学异常类型。人群中 ASC-US 的发病率为 5% 左右[4]。在 ASC-US 女性中高危型 HPV 的感染率为 31% ~ 60%。ASC-US 可反映不同的病理变化过程，包括高危型 HPV 感染、CIN、癌、炎症及萎缩等。ASC-US 的诊断重复性差。细胞学筛查提示为 ASC-US 者经子宫颈活检诊断 CIN2、3 的概率在 10% 以下，诊断浸润癌的风险率低，为 0.1% ~ 0.2%[5]。由于造成 ASC-US 的原因众多，容易发生诊断不足或过度诊断的问题，这是临床处理中的难题之一。

当细胞学筛查结果是 ASC-US 时，要首选高危型 HPV 检测。高危型 HPV 为阳性时，则立即转诊阴道镜检查；高危型 HPV 为阴性时，可以选择 1 年后复查。当 HPV16 和 18 为阴性、另外 12 种高危 HPV 为亚型阳性时，平均每 12 例女性中有 1 例子宫颈活检诊断 ≥CIN2 的病变；当 HPV16 为阳性时，平均每 3 例女性就会有 1 例子宫颈活检诊断为 ≥CIN2；当 HPV18 为阳性时，平均每 23 例女性中会有 1 例子宫颈活检诊断为 ≥CIN2，所以，高危型 HPV 为阳性时都需要立即转诊阴道镜。如果 14 种高危 HPV

亚型都为阴性，平均每 133 例女性中有 1 例子宫颈活检诊断≥CIN2 的病变，所以这些女性可以选择随访[6-9]。高危型 HPV 的分流管理能节省大约一半的阴道镜检查，在很大程度上节省医疗资源，避免诊断过度和诊断不足的问题。如果不能进行高危型 HPV 检测，也可以选择细胞学随访。如果 1 年后细胞学检查阴性，可以返回常规的筛查；如果细胞学的结果≥ASC-US，需要立即转诊阴道镜检查。选择细胞学随访时要注意失追踪的问题，有文献报道失追踪率可高达 30%[10,11]，所以患者一定要具备随访的条件时才能选择。结合我国国情，当不能进行高危型 HPV 检测时，必要时也可以直接转诊阴道镜检查。

对于特殊人群的 ASC-US，如为妊娠期，可以按照图3-2 进行处理，也可以延迟至产后处理。21～24 岁的女性可选择细胞学随访[12]。

2. 细胞学 ASC-H 的处理　ASC-H 在人群中的平均检出率为 0.42%。在 ASC 中 ASC-US 约占 90%，ASC-H 约占 10%。ASC-H 的细胞改变具有 HSIL 的特征，但诊断 HSIL 的证据不足，多与高危型 HPV 感染有关。子宫颈活检诊断 CIN2、3 的概率为 24%～94%，不同的医疗机构或医师之间差别较大[10,13]。对于细胞学 ASC-H，不论高危型 HPV 是阳性还是阴性，均直接转诊阴道镜检查。

3. 细胞学 LSIL 的处理　LSIL 在人群中的平均检出率为 0.9%，LSIL 大多预示 HPV 感染。Meta 分析显示，LSIL 的高危型 HPV 阳性率为 83%。初次阴道镜发现≥CIN2 的概率为 12%～16%。高危型 HPV 阳性的 ASC-US 与细胞学 LSIL 的子宫颈活检诊断 CIN2、3 的概率相似，因此对两者的处理相同，均需转诊阴道镜[10,14]。

特殊人群的 LSIL 处理：①妊娠期 LSIL 可以按照图 3-2 进行处理，若孕妇不接受阴道镜检查，也可以延迟至产后处理。② 21～24 岁：可选择细胞学随访，如随访中细胞学异常，则转诊阴道镜检查。③老年女性，若年龄 >60 岁，可选择高危型 HPV 检测，也可按照图 3-2 进行处理。

4. 细胞学 HSIL 的处理 细胞学 HSIL 并不常见，国外有报道细胞学 HSIL 在人群中的平均检出率为 0.45%。在阴道镜指导下子宫颈活检诊断 ≥CIN2 的概率为 70%~75%，环形电切术（loop electrosurgical excision procedure，LEEP）切除标本诊断 ≥CIN2 的概率为 84%~97%，浸润癌为 1%~2%。如细胞学为 HSIL，应立即转诊阴道镜检查[10,13]。

5. 细胞学 AGC 的处理 细胞学 AGC 约占受检人群的 0.5%，其中高危型 HPV 的感染率约为 20%。细胞学 AGC 往往与子宫颈癌、子宫内膜癌、卵巢癌和输卵管腺癌等一系列肿瘤性病变相关，但也可由反应性改变或息肉等良性病变造成。细胞学为 AGC 时，子宫颈活检组织病理学诊断约有一半为鳞状上皮病变。有研究报道细胞学 AGC 经组织病理学诊断 CIN2~3 的概率为 9%~54%，AIS 为 0~8%，浸润癌为 1%~9%，不同的医疗机构和医师之间差别较大[10,15]。如果细胞学考虑为子宫内膜来源的 AGC，可以选择先做分段诊刮。如未见异常，再做阴道镜检查。

三、细胞学联合高危型 HPV 检测进行联合筛查结果异常的处理

子宫颈细胞学检查对于降低子宫颈癌发病率和死亡率的有效性已经得到了时间的检验。国际上子宫颈癌筛查和管理指南主要基于单独细胞学筛查结果所提示的风险而定。随着 HPV 检测技术的出现，数据显示其可以显著提高了细胞学的敏感性，细胞学和高危型 HPV 联合检测成为子宫颈癌筛查的策略之一[12]。对于联合筛查结果异常者的管理以单独细胞学筛查发生 CIN3+ 的风险为参考依据，

采用同等风险同等管理的方案指导临床[16]。结合我国目前 HPV 检测现状及细胞学质量参差不齐的实际情况，提出了图 3-3 所示流程。

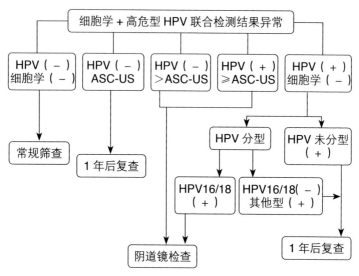

图 3-3　子宫颈细胞学 + 高危型 +HPV 联合检测结果异常的处理流程

四. 子宫颈癌筛查结果异常处理中应注意的问题

在子宫颈癌筛查结果异常的处理中要遵循规范化的原则，但规范化不能覆盖全部女性的具体情况，应在规范化的基础上进行个体化处理，可以参考患者年龄、临床表现、细胞学检查质量、HPV 检测、患者意愿、随访依从性、经济条件、医疗资源、医师的经验、医疗水平，以及妇科医师、细胞学医师、组织病理学医师的水平等因素进行个体化处理，其目的是最大限度地避免漏诊和处理过度的问题[17]。

五、结语

在子宫颈癌筛查异常管理方案中，上述建议适用于健康筛查人群，并不一定完全适合临床患者的管理。前者是健康人群，而后者是有症状的个体。前者是在无症状人群中寻找可能的患者，后者则是在有症状的个体中明确疾病来源。不同人群的检查目标不同，选择的方法也不尽相同。对于到医院就诊的有症状患者，推荐采用细胞学和 HPV 联合筛查。目前全国范围内细胞学检查质量有限，高危型 HPV 检测方法众多，在没有获得中国国内临床验证数据之前，建议参考既往有充分临床数据验证研究的文献报道。建议临床医师在根据该共识意见进行管理的同时，一定结合当地实际情况对患者进行诊疗，以免漏诊。

（耿　力　魏丽惠）

参考文献

[1] 魏丽惠, 吴久玲. 子宫颈癌检查质量保障及质量控制指南. 北京: 人民卫生出版社, 2015.

[2] Saslow D, Solomon D, Lawson HW, et al. American Cancer Society, American Society for Colposcopy and Cervical Pathology, and American Society for Clinical Pathology screening guidelines for the prevention and early detection of cervical cancer. CA Cancer J Clin, 2012, 62(3):147-72.

[3] Katki HA, Kinney WK, Fetterman B, et al. Cervical cancer risk for women undergoing concurrent testing for human papillomavirus and cervical cytology: a population-based study in routine clinical practice. Lancet Oncol, 2011, 12:663-672.

[4] Wright TC, Stoler MH, Behrens CM, et al. Primary cervical cancer screening with human papillomavirus: end of study results from the

ATHENA study using HPV as the first-line screening test. Gynecol Oncol, 2015, 136: 189-197.

[5] Stoler MH, Wright TC, Shaoman A, et al. High-risk human papillomavirus testing in women with ASC-US cytology. Am J Clin Pathol, 2011, 135:468-475.

[6] Khan MJ, Castle PE, Lorincz, AT et al. The elevated 10-year risk of cervical precancer and cancer in women with human papillomavirus (HPV) type 16 or 18 and the possible utility of type-specific HPV testing in clinical practice. J Natl Cancer Inst, 2005, 97:1072-1079.

[7] Stoler MH, Wright TC, Sharma A, et al. High-risk human papillomavirus testing in women with ASC-US cytology. Am J Clin Pathol, 2011, 135:468-475.

[8] Jordan J, et al. European guidelines for quality assurance in cervical cancer screening: recommendations for clinical management of abnormal cervical cytology, part 1. Cytopathology, 2008, 19:342-354.

[9] Ngan HY, et al. Asia oceania guidelines for the implementation of programs for cervical cancer prevention and control. J Cancer Epidemiol, 2011, 13:108.

[10] Massad LS, Einstein MH, Huh WK, et al. 2012 updated consensus guidelines for the management of abnormal cervical cancer screening tests and cancer precursors. J Obstet Gynecol, 2013, 121(4):829-846.

[11] Practice Bulletin No. 157: Cervical cancer screening and prevention. Obstet Gynecol, 2016, 127: e1-e20.

[12] Huh WK, Ault KA, Chelmow D, et al. Use of primary high-risk human papillomavirus testing for cervical cancer screening: interim clinical guidance. Gynecol Oncol, 2015, 136:178-182.

[13] Wright TC Jr, Massad LS, Dunton CJ, et al. 2006 consensus guidelines for the management of women with cervical intraepithelial neoplasia or adenocarcinoma in situ. Am J Obstet Gynecol, 2007, 197: 340-345.

[14] Apgar BS, Kittendorf AL, et al. Update on ASCCP consensus guidelines for abnormal cervical screening tests and cervical

histology. Am Fam Physician, 2009, 80: 147-155.

[15] Mazzoni SE, Bienenfeld SL, Krull MB, et al. Perinatal High-Grade cervical cytology: a case series from a safety net institution. J Low Genit Tract Dis, 2015, 19(4):329-332.

[16] Katki HA, Schiffman M, Castle PE, et al. Benchmarking CIN3+ risk as the basis for incorporating HPV and Pap cotesting into cervical screening and management guidelines. J Low Genit Tract Dis, 2013, 17: S28-35.

[17] 毕蕙, 赵更力. 子宫颈癌综合防控技术培训教程. 北京:人民卫生出版社, 2015.

第四章　子宫颈阴道镜检查操作规范与质量控制

　　阴道镜检查是对子宫颈癌筛查异常结果进一步评估的重要检查方式，主要用于对下生殖道可疑病变进行评价。阴道镜检查使用的试剂，如 3%～5% 醋酸和卢戈碘溶液，会对患者造成一定程度的不适感，并对阴道微环境造成一定的影响，因此，建议被检者有一定的医学指征时再做阴道镜检查。此外，每一例阴道镜检查需要花费一定的时间，在判断上具有主观性且难以评价子宫颈管内的情况，因此，不推荐将其作为子宫颈癌的筛查方法。对于无条件进行阴道镜检查及活检的单位，建议转诊上级单位[1-4]。多点活检对于避免漏诊有一定的帮助，但应注意，在中国现有的条件下，微量活检钳（2～3 mm）尚不普及。为了避免漏诊而在无指征的情况下常规多点活检会增加患者身心和经济方面的损害，推荐在阴道镜的指导下有目标地进行多点活检，同时，建议加强阴道镜培训和质量控制。

一、阴道镜检查的指征 [1-6]

　　1. 筛查异常　高危型人乳头瘤病毒（HR-HPV）阳性，且子宫颈细胞学检查提示不明确意义的非典型鳞状上皮细胞（ASC-US）；连续 2 次（至少间隔 6 个月）细胞学检查结果为 ASC-US；非典型鳞状上皮细胞不除外高度鳞状上皮内病变（ASC-H）；低度鳞状上皮内病变（LSIL）、高度鳞状上皮内病变（HSIL）；非典型腺细胞（AGC）；AIS；癌；无临床可疑病史或体征的细胞学检查阴性且 HR-HPV

阳性持续 1 年者；细胞学检查阴性，同时 HPV16 或 18 型阳性者。

2. 体征可疑　肉眼可见的子宫颈溃疡、包块（肿物）或赘生物，肉眼可疑或其他检查可疑癌。

3. 病史可疑　不明原因的下生殖道出血；子宫内己烯雌酚暴露史；患者的性伴侣确诊为生殖器官湿疣或上皮内病变或癌；子宫颈或阴道上皮内病变治疗后随访；外阴或阴道壁存在 HPV 相关疾病。

二、阴道镜检查前的准备 [1-4]

1. 注意事项　应在非月经期 * 及非急性妇科炎症期进行操作；至少 24 h 内避免性生活、阴道冲洗、上药以及妇科内诊检查等；对于绝经后女性，如果提前局部使用 2 ~ 3 周雌激素，将有益于阴道镜对上皮的观察；有一定凝血功能障碍者，应在检查前做好相应的活检后止血准备；建议在阴道镜检查前签署知情同意，尤其是妊娠期女性。

2. 检查器械及试剂　规格大小不同的阴道窥器、活检钳、刮匙、血管钳、宫口扩张器、无菌棉球、纱布、消毒液、装有甲醛（福尔马林）的病理瓶 / 袋、生理盐水、3% ~ 5% 醋酸及 5% 复方碘溶液等试剂。

3. 病史采集与医患沟通　全面了解病史可以对阴道镜检查提供有益的参考，包括患者的年龄、月经史、性生活开始时间、孕产史、避孕方式、末次妇科检查情况、子宫颈癌筛查史（尤其是末次筛查的时间和结果）、家族肿瘤病史、其他系统疾病史（尤其是免疫系统疾病史）、是否服用免疫抑制剂等，以及妇科检查和相应的辅助检查情况。

---

* 理论上阴道镜检查可以在月经任何时期进行，但由于月经量较多时可能会影响对病变的观察，不能除外活检会造成出血多、感染或子宫子宫内膜异位等情况的发生，因而建议尽量避开月经期，尤其是经血量较多的时期。

向患者讲明阴道镜检查的目的和意义，解除患者的思想顾虑，术前签订阴道镜检查知情同意书，尤其是妊娠期女性。

三、阴道镜检查的步骤[1-5]

进行阴道镜检查前各项准备应充分，操作过程中应动作轻柔，仔细观察，并且图像采集应清晰，并进行全面评价。随着操作的进行，告知患者可能存在的不适感。检查完毕后给出阴道镜的基本印象（阴道镜拟诊），并做出处理计划，如随诊、子宫颈多点活检或诊断性 LEEP 术等。在整个操作过程中与患者的沟通应贯穿始终，并安慰患者，以使其配合完成检查。阴道镜检查的流程为：

1. 体位　嘱被检查者排尿后取膀胱截石位（头部略高 15º～25º），全身放松，将双手放松并置于上腹部，检查者调整好设备开始检查。

2. 外阴、阴道及子宫颈的观察　在放入阴道窥器前，首先观察外阴、阴道前庭、会阴体及肛周，察看有无赘生物、溃疡、创伤和抓痕，以及皮肤和黏膜有无色素减退等。

用生理盐水湿润窥器。使窥器略微倾斜并沿阴道壁缓慢、轻柔地向前推进，大约在阴道上 2/3 段的地方转成前后位，并在随后的推进中扩张窥器的前后叶以暴露子宫颈，同时转动窥器，从而全面观察整个阴道壁的色泽和薄厚，并察看有无充血、溃疡及赘生物等。观察子宫颈和阴道的自然状态以及分泌物的性状。在整个过程中应注意避免损伤子宫颈及阴道上皮。

3. 生理盐水试验　用生理盐水轻柔地清洗子宫颈及阴道分泌物，使视野范围内的观察目标清晰。先在低倍下（6～7 倍）观察，然后放大 10～15 倍观察细节。重点观察自然状态下是否存在白斑和异常血管，同时拍摄图片并储存。

4. 醋酸染色试验　告知患者随后的操作可能伴有阴

道刺激不适感，然后用饱蘸 5% 醋酸溶液的棉球贴覆在子宫颈表面，让子宫颈表面、阴道穹窿及阴道壁受到醋酸的充分作用，60 s 后开始观察子宫颈上皮及阴道黏膜的变化。观察子宫颈阴道部上皮和血管的变化，同时确定转化区的类型、病灶大小、位置、面积和程度。在低倍镜下检查后，应在高倍镜下仔细观察病变的细节，以确定可能的病变程度。

5. 碘染色试验（必要时使用）　用卢戈碘溶液涂抹子宫颈表面、阴道穹窿及阴道壁可能存在病变的区域，观察碘染色的程度。

6. 阴道镜评估　结合生理盐水醋酸以及碘染色下的子宫颈上皮的变化以及血管特征做出阴道镜检查的评估。评估包括确认鳞状上皮、柱状上皮、鳞 - 柱状交界部及转化区，并识别病变范围、大小和严重程度。

7. 子宫颈和阴道活检　在阴道镜的指导下在可疑病变最重的部位取材。多点活检有助于降低漏诊的可能。通常在阴道镜低倍放大下进行活检，应先在子宫颈后唇活检，再在前唇活检，以免因前唇的创面出血而影响对后唇的取材。进行阴道镜活检时，应减少窥阴器叶撑开的张力，取 1.5 ~ 3.0 mm 深度的组织。必要时需要进行子宫颈管搔刮。在活检和（或）子宫颈管搔刮后，将标本按照不同部位分别放入装有甲醛溶液的容器中固定，并标识清楚患者的相关信息及取材部位。

8. 子宫颈创面的处理　活检完毕后用纱布压迫活检部位片刻。取开棉球后，如创面无活动性出血，则无须特殊处理；若有活动性出血，可用带尾消毒纱球或纱布压迫创面，嘱患者 1 ~ 4 h 后自行取出。缓慢退出阴道窥器，嘱患者稍事休息，无头晕、心慌和出汗等不适后再起身。如有以上不适，则嘱患者躺下并将双腿抬高，休息后上述症状多数能慢慢缓解。

9. 书写并打印阴道镜检查报告单　将检查过程中采集的子宫颈和阴道（必要时包括外阴）的异常图片打印并储存。用术语对检查所见的图像特征进行描述，并给出阴道镜判读印象（阴道镜拟诊），同时注明阴道镜检查术后的注意事项。

10. 将所取标本贴好标签，详细填写病理申请单（应提供重要的临床信息），并将标本送检。

四、阴道镜检查及活检后的指导

向患者解释阴道镜检查对病变的基本印象（阴道镜拟诊），活检是诊断子宫颈上皮内瘤变（CIN）的方法。操作前需要准备固定和保存活检标本的容器。活检标本和子宫颈管搔刮（endocervical curettage，ECC）标本一样，应对标本固定并送病理检查，同时向患者解释活检后的注意事项：①子宫颈活检后可出现持续数天的阴道排液或少量出血。②如果阴道出血量多，则需要及时回医院就诊，同时告知患者待结果回报后应复诊。对于无法前来复诊的患者，应尽可能通知到患者并告知诊疗计划。

五、阴道镜检查报告的必备要素 [2-3, 5-10]

1. 评估有无存在其他因素而影响阴道镜检查的客观性　如有子宫颈暴露困难，或者有炎症、出血、瘢痕或药物残渣等因素干扰，而影响检查的全面性时，或者由于解剖学因素影响病变的识别、观察或者取材时，应予以注明，必要时待去除原因后复查阴道镜。

2. 转化区类型（1、2、3型）。

3. 鳞-柱状交界部的可见性　全部可见、部分可见或不可见。

4. 描述阴道镜检查时应包括的内容　对病变图像的特征性描述，即判读病变程度的依据；病变和转化区的关系、病变部位和累及范围，病变是否向子宫颈管内延伸以及是否可见病变的内侧缘（靠近子宫颈管侧边缘），是否存在阴道壁病变和病变程度（图 4-1 和 4-2）。

5. 阴道镜报告中应附 1 ~ 4 张清晰且能反映检查重点所见的图像。

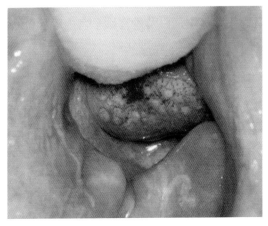

图 4-1 涂醋酸后子宫颈可见致密的厚醋酸白上皮、粗大点状血管和镶嵌，病变主要位于子宫颈上唇，并向子宫颈管内延伸，不能窥见其子宫颈管方向的病变内侧缘。阴道镜印象：子宫颈锥切术后 HSIL

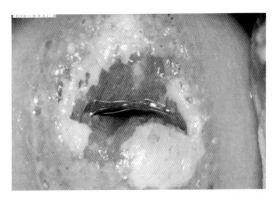

图 4-2 涂醋酸后子宫颈可见致密的厚醋酸白上皮，病变位于转化区内，累及四个象限，靠近子宫颈管方向的病变内侧缘位于子宫颈表面，未见向子宫颈管内延伸。阴道镜印象：子宫颈 HSIL

6. 阴道镜拟诊（印象） ①子宫颈未见上皮内病变或恶性变（ negative for intraepithelial lesion or malignancy，NILM ）。②子宫颈鳞状上皮低度病变（ LSIL ）。③子宫颈鳞状上皮高度病变（ HSIL ）。④可疑子宫颈癌。⑤可疑子宫颈腺性病变。⑥其他（杂类）：包括湿疣 *、炎症或息肉，以及治疗子宫颈后的改变，如狭窄、变形、扭曲、瘢痕、增厚或者黏膜脆性增加以及子宫颈子宫内膜异位等。

7. 阴道镜检查后的处理建议。

六、关于阴道镜活检的具体建议 [1-2, 5-6]

1. 对可疑子宫颈高度病变、可疑腺性病变或可疑癌者，建议阴道镜指导下在病变重的部位多点活检。对于子宫颈浸润癌，应注意观察是否存在阴道壁受累，必要时对阴道壁取活检。

2. 关于是否活检的理由　对于不取活检的病例，可以注明"根据患者的病史、体征、辅助检查和阴道镜检查所见，目前未发现子宫颈 HSIL 或更严重疾病，未取活检"；对于阴道镜印象 NILM 取活检的病例，应注明理由；对于阴道镜印象 LSIL 的病例，可根据患者和医疗机构的情况个体化决定是否取活检。

3. 转化区为 3 型或 AGC 时，可酌情行子宫颈管搔刮。

4. 如子宫颈细胞学结果可疑存在子宫颈高度病变（如 ASC-H、HSIL、非典型腺细胞倾向瘤变和 AIS 等），阴道镜检查所见部位未发现可疑相应程度的病变时，建议首先尽量暴露子宫颈管观察，同时注意对阴道穹窿及阴道壁的观察。如果仍未发现可疑异常病变，建议多点活检并行 ECC。如果活检病理学检查没有发现相应级别的病变，则会诊细胞学报告。如果与之前的报告一致，建议行诊断性

---

* 特指 HPV 高危型检测阴性的尖锐湿疣。

切除术，如 LEEP 或子宫颈冷刀锥切术（CKC）。

七、阴道镜检查的质量评价标准 [1, 4-6]

1. 符合阴道镜检查报告具备的基本要素。

2. 对组织学确诊 HSIL（CIN2 及以上病例）的阳性预测不应低于 65%。

3. >90% 的病理检查标本（直接活检或者切除性活检）符合病理检查的需要。

4. >95% 的阴道镜检查具有指征。

八、关于建立阴道镜检查专业门诊的建议 [3, 6]

阴道镜检查门诊的空间面积和设施能够满足业务需求。设立阴道镜检查团队负责人制度，至少有一名护士配合医师工作。专人负责病例登记与随访记录、质量控制数据记录以及疑难病例会诊讨论记录。

九、对阴道镜检查专业医师的要求 [3, 6]

专业从事阴道镜检查工作的医师宜相对固定，并且每年接受子宫颈细胞学检查异常而转诊的新病例不少于 150 例。申请从事阴道镜检查专业技术工作的医师，执业前应到具备阴道镜专业医师培训资格的培训基地接受至少 1～3 月的专业技术培训。

附：2011 年国际子宫颈病理与阴道镜联盟术语

总体评估		• 充分 / 不充分：注明原因（如子宫颈炎症、出血或瘢痕等） • 鳞 – 柱状交界部可见性：完全可见、部分可见或不可见 • 转化区类型：1 型、2 型或 3 型	
正常阴道镜所见		• 原始鳞状上皮 　成熟 　萎缩 • 柱状上皮 　外移 • 化生鳞状上皮（纳氏囊肿） 　隐窝（腺）开口 • 妊娠期蜕膜	
异常阴道镜检查所见	基本情况	病变的部位：转化区以内或以外，采用时钟法标识病变部位 病变大小：病变累及四个象限的数目，占据子宫颈的百分比	
	1 级（次要病变）	薄的醋酸白上皮 边界不规则，地图样	细小镶嵌 细小点状血管
	2 级（主要病变）	厚的酸醋白上皮 快速出现的醋酸白， 袖口状隐窝（腺）开口	粗镶嵌 粗点状血管 边界锐利 醋酸白内部边界线 峭样隆起
	非特异	白斑（角化或过度角化），糜烂 卢戈碘溶液染色（Schiller 试验）：染色 / 不染色	
可疑浸润癌		非典型血管 其他征象：脆性血管、表面不规则、外生型病变、坏死、溃疡（坏死性）或肿瘤 / 新生肿物	
其他		先天性转化区 湿疣 息肉（子宫颈口外 / 子宫颈管内） 炎症	狭窄 先天异常 治疗后改变 子宫内膜异位症

（续）

切除性治疗的类型	切除类型：1 型、2 型、3 型
切除标本的大小	长度：从最远端/外界至最近端/内界 厚度：从间质边缘至切除样本的表面 周径（可选择的）：切除标本的周长

（赵　昀）

参考文献

[1] 王临虹, 魏丽惠. 妇女常见病筛查技术指南. 北京:人民卫生出版社, 2013.

[2] 毕蕙, 赵更力. 子宫颈癌综合防控技术培训教程. 北京:人民卫生出版社, 2015.

[3] 魏丽惠, 吴久玲. 子宫颈癌检查质量保障及质量控制指南. 北京:人民卫生出版社, 2015.

[4] WHO guidelines for screening and treatment of precancerous lesions for cervical cancer prevention. [EB/OL]. [2016-03-27]. http:/ /www. who. int/reproductivehealth/publications/cancers/screening_and_ treatment_of_precancerous_lesions/en/.

[5] Mayeaus J, Thomas C. Modern colposcopy: textbook & atlas. 3rd ed. NewYork; Wolters Kluwer, 2014.

[6] Colposcopy and programme management guidelines for the NHS cervical screening programme. [2016-03-14]. https://www. gov. uk/government/publications/cervical-screening-programme-and-colposcopy-management.

[7] Jacob B, James B, Peter B, et al. 2011 colposcopic terminology of the international federation for cervical pathology and colposcopy. Obstet Gynecol, 2012, 120:166-72.

[8] Ghaem-MS, Sagi S, Majeed G, et al. Incomplete excision of cervical intraepithelial neoplasia and risk of treatment failure: a meta-

analysis. Lancet Oncol, 2007, 8:985-993.

[9] Hammes LS, Naud P, Passos EP, et al. Value of the International Federation for Cervical Pathology and Colposcopy (IFCPC) Terminology in predicting cervical disease. J Low Genit Tract Dis, 2007, 11: 158-65.

[10] Kierkegaard O, Byrjalsen C, Hansen KC, et al. Association between colposcopic findings and histology in cervical lesions: the significance of the size of the lesion. Gynecol Oncol, 1995, 57:66 -71.

第五章　组织病理学确诊的子宫颈鳞状上皮内病变及原位腺癌的管理

　　对于在子宫颈癌筛查中发现的高危人群，如果经阴道镜检查评估以及阴道镜下活检（阴道镜指引下的点活检、子宫颈管取样和诊断性锥切术）组织病理学提示为子宫颈鳞状上皮内病变及原位腺癌，则需要进一步的管理。管理的目的是减少子宫颈浸润癌的发生。在这一管理过程中，一定要平衡"利"与"弊"，需要对于活检组织病理学发现的现在以及未来有高风险进展为子宫颈浸润癌的癌前病变进一步治疗，以减少子宫颈浸润癌的发生。但对于组织病理学发现的良性病变以及有很大自行消退可能的低级别鳞状上皮内病变，可进一步保守观察，以避免因过度干预而导致对未来生育等造成负面影响。

　　本章所涉及的内容均有组织病理学的诊断证据。但大多数的组织病理学证据来自于阴道镜下的多点活检或子宫颈管取样。由于阴道镜检查具有局限性，即部分情况下活检并不能取得子宫颈最异常的部位，并不具有完全的代表性，因而点活检的病理结果与子宫颈锥切术后最终的病理结果并非完全一致。文献报道，阴道镜下子宫颈多点活检与子宫颈锥切术后的病理结果的符合率为69.3%～87.8%[1-3]，并有可能遗漏5%左右的子宫颈浸润癌。所以，不能将阴道镜下活检的病理结果作为进一步处理选择的唯一依据。在分析评估组织病理学结果的同时，应结合患者的年龄、筛查史、筛查结果、阴道镜评估的充分性、阴道镜拟诊和活检的部位选择等做出综合评价及管理建议。

由于国内对子宫颈癌前病变管理研究的资料有限，特别是缺乏大样本随机对照试验（randomized controlled trial，RCT）的证据，故参考 2012 年美国阴道镜及子宫颈病理学会（ASCCP）关于子宫颈癌前病变管理的更新指南，中国优生科学协会阴道镜和宫颈病理学分会（CSCCP）制订了中国子宫颈癌筛查及异常管理相关问题专家共识[4]。

第一节　组织病理学确诊的 CIN 的管理

一、组织病理学确诊的 LSIL 的管理原则

LSIL 主要为 CIN1 以及 CIN2 p16（免疫组织化学染色）阴性者。目前认为这一病变多为 HPV 高危型一过性感染所致，60% 的病变可自然消退，30% 的病变会持续存在，仅有约 10% 的病变在 2 年内可能进展为 HSIL。刘莹等对 548 名经阴道镜下多点活检组织病理学诊断的 CIN1 患者进行了为期 48 个月的随访，发现随访 6 个月、12 个月、24 个月、36 个月和 48 个月进展为高度子宫颈上皮内瘤变的百分率分别为 0.55%、1.65%、3.10%、4.05% 和 4.11%，病变持续存在的百分率分别为 70.25%、45.77%、23.79%、11.57% 和 7.19%，病变逆转的百分率分别为 29.20%、52.57%、73.11%、84.41% 和 88.71%[5]。由此可见，LSIL 并非真正的子宫颈癌前病变，对这一病变的管理原则上建议保守观察。但由于阴道镜下点活检的局限性，有一定比例漏诊子宫颈高级别及以上病变（简称 HSIL+）的可能性，因此，对于组织病理学确诊的 LSIL 者，应根据之前的筛查结果进行分层管理。来自美国北加利福尼亚凯撒医疗机构（Kaiser Permanente Northern California，KPNC）的对于

阴道镜检查未见异常或组织病理学诊断为 CIN1 患者的 5 年随访数据发现，筛查结果为 HPV 阳性 /ASC-US 或 LSIL 者，5 年累计检出 CIN2+ 的风险为 10%，检出 CIN3+ 的风险为 3%；细胞学结果为 ASC-H 者，5 年累计检出 CIN2+ 的风险为 16%；而细胞学结果为 HSIL 及以上异常者，其 5 年累计检出 CIN2+ 的风险为 24%，检出 CIN3+ 的风险为 15%[6]。由此可见，阴道镜检查未见异常或组织病理学结果为 CIN1 者未来 5 年发现 CIN2+ 的风险取决于之前筛查的细胞学结果。

对于经阴道镜评估并活检组织病理学诊断的 LSIL，原则上建议随访观察，无须特殊治疗，但应根据之前筛查的细胞学结果进行分层管理。

1. 普通人群 LSIL 的管理原则

（1）细胞学 ASC-US、LSIL 经组织病理学诊断为 LSIL 的处理：由于 5 年内发现 CIN2+ 的风险相对较低，当阴道镜检查转化区为 1 型或 2 型（TZ1 或 TZ2）时，无须治疗，临床随访；当阴道镜检查转化区为 3 型（TZ3）时，应进一步评价，明确子宫颈管内有无 HSIL。

（2）细胞学 ASC-H、HSIL 经组织病理学诊断为 LSIL，或未发现病变的处理：由于 5 年内发现 CIN2+ 的风险相对较高，处理时应慎重，可选择：①诊断性锥切术。②阴道镜检查为 TZ1 或 TZ2、子宫颈管取样为阴性时，可随访；阴道镜检查为 TZ3 时，可行子宫颈诊断性锥切术。③复习细胞学、阴道镜以及组织病理学结果，按新修订的结果处理。

2. 特殊人群 LSIL 的管理原则

（1）21 ~ 24 岁女性：该人群虽然 HPV 感染非常常见，子宫颈上皮内病变较常见，但自然消退率高，且发生子宫颈浸润癌的风险较低（21 ~ 24 岁年发生率为 1.4/10 万），因此，对于 21 ~ 24 岁的年轻女性的 LSIL 管理应相对保守，以观察随访为主。

1）细胞学 ASC-US 或 LSIL 经组织病理学诊断为 LSIL 者，12 个月后复查细胞学；如复查的细胞学仍为 ASC-US 或 LSIL，再于 12 个月后复查细胞学；如复查的细胞学为 ASC-H 及以上，则转诊阴道镜检查。

2）细胞学 ASC-H 或 HSIL 经组织病理学诊断为 LSIL 者，阴道镜检查为 TZ1 型或 TZ2 型者，如子宫颈管取样阴性，则建议在 2 年内可以采用以 6 个月为间隔进行细胞学＋阴道镜观察；如果在随访中阴道镜下发现 HSIL 或细胞学 HSIL 持续 1 年，则建议再次活检；如果细胞学 HSIL 持续 24 个月，尚未检出 CIN2+ 病变，则建议诊断性锥切术；如果阴道镜检查为 TZ3 型或子宫颈管取样病理提示 CIN2、CIN3、CIN2～3 或 CIN 无法定级，则建议诊断性锥切术。

（2）妊娠期女性：当细胞学异常，阴道镜下组织病理学为 LSIL 时，最主要的目的是除外子宫颈浸润癌。如在妊娠期，细胞学、阴道镜检查以及组织病理学无子宫颈浸润癌证据时临床上无须特殊处理，产后 6～8 周复查（详见第七章第二节）。组织病理学确诊的 LSIL 的处理流程见图 5-1。

3. LSIL 的随访方案　随访的目的是及时发现病情进展者或 HSIL 漏诊者。建议于 12 个月、24 个月时进行细胞学及 HPV 联合检查，如两次检查结果均为阴性，则转为常规筛查；如有任何一项检查异常，则行阴道镜检查，并按照组织病理学的结果进行相应的管理。

4. CIN1 持续 2 年及以上者的管理　对于组织病理学发现的 CIN1 病变持续 2 年及以上者，可选择进一步的随访观察或进行治疗。如选择进行治疗时，转化区为 1 型或 2 型者，可选择子宫颈诊断性切除术或消融性治疗；转化区为 3 型者，建议选择诊断性切除术。

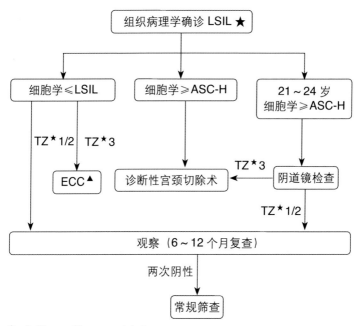

*：包括 CIN1 及 CIN2 p16（-）

TZ：子宫颈转化区

▲：依据组织学诊断级别进行相应的管理

图 5-1　组织病理学确诊 LSIL 的管理流程

二、组织病理学确诊的 HSIL 的管理原则

　　组织学 HSIL 包括既往三级分类法的 CIN3 及 CIN2 p16 阳性者，以及两类分级法的 CIN2/3，多为 HPV 高危型的持续感染所致。HSIL 为子宫颈的癌前病变，如不加干预，10 年内约 20% 的 HSIL 患者进展为子宫颈浸润癌。为了预防子宫颈浸润癌的发生，对于组织病理学确诊的 HSIL 建议进一步治疗。

　　1. HSIL 的管理原则　一旦诊断为 HSIL，则建议进一步治疗。既往三级分类法诊断的 CIN2 为干预阈值，有条件的地方或个人可进一步行 p16 免疫组化染色检测分流。对于 p16 阳性者建议干预，对于 p16 阴性者建议随访观察，尤其是年轻女性。对于组织病理学诊断的 CIN3，由于其是真正的子宫颈癌前病变，一旦诊断，必须治疗，可忽略其年龄或对未来生育的不利影响。

2. 特殊人群的 HSIL 的管理原则

（1）21～24 岁：由于在 21～24 岁年轻女性中 CIN2 病变常常自然消退，进展为浸润癌的风险较低，且大多数女性在这一年龄段时尚未完成生育，任何一种干预方式对未来的生育均可能存在不利影响，所以处理上应相对保守，但对于真正的子宫颈癌前病变即 CIN3 在处理上与 25 岁及以上女性的处理无差异。

1）组织病理学诊断为 CIN2 时，建议观察。

2）组织病理学为 CIN2/3 时，对阴道镜下转化区 1/2 型者可选择 6 个月及 1 年的细胞学＋阴道镜观察；阴道镜下转化区 3 型或者子宫颈管内证实有 CIN2～3 者，建议治疗。

3）病理明确诊断为 CIN3 时，建议治疗。

4）CIN 2/3 或 CIN2 病变持续 2 年及以上时，建议治疗（图 5-2）。

（2）妊娠女性：对于妊娠女性的阴道镜评估，应由有经验的阴道镜医师完成，全面评估综合筛查的细胞学结果以及活检的组织病理学结果。如确实无子宫颈浸润癌的证据，则可每 10～12 周复查细胞学及阴道镜检查，产后 6～8 周复查（详见第七章第二节）。

组织病理学确诊为 HSIL 的管理流程见图 5-2。

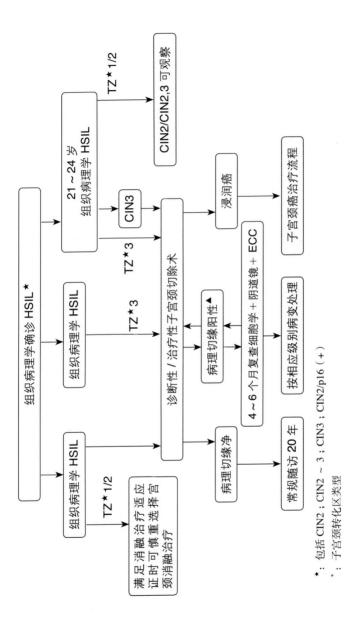

图 5-2 组织病理学确诊 HSIL 的处理流程

★: 包括 CIN2; CIN2 ~ 3; CIN3; CIN2/p16 (+)

*: 子宫颈转化区类型

▲: 切缘组织病理学报告 CIN2

三、组织病理学确诊的 HSIL 的治疗

对于组织病理学确诊的 HSIL 的治疗，目前建议进行子宫颈局部的消融性治疗或切除性治疗。治疗方案的选择应根据患者年龄、生育要求、阴道镜下转化区类型、病变的组织病理学程度、患者的随诊条件以及治疗者的经验等决定，治疗应遵循个性化的原则。

（一）治疗方法的选择

对于阴道镜检查转化区为 1 型或 2 型者，可行行子宫颈锥切术，或慎重选择局部消融治疗；阴道镜检查转化区为 3 型者，应选择子宫颈锥切术。子宫全切术不作为 HSIL 的首选治疗方法。

（二）常用的治疗方法

1. 子宫颈消融性治疗　包括子宫颈冷冻、激光、电凝和冷凝治疗等，操作简单、疗效明确，可用于阴道镜检查转化区为 1 型、病灶较小且位于子宫颈表面的 HSIL 的治疗，也可用于有治疗需求的持续性 CIN1 者。对于转化区为 2 型者应慎重选择。治疗前应慎重除外子宫颈浸润癌及 AIS。

（1）子宫颈消融性治疗的适应证：

1）病变全部局限于子宫颈表面，未扩展至子宫颈管内的 CIN2。

2）细胞学及组织病理学结果之间无明显差异。

3）细胞学、阴道镜及组织病理学检查无子宫颈浸润癌的证据。

4）细胞学及组织病理学检查未提示子宫颈腺体的非典型增生。

5）ECC 阴性。

（2）子宫颈消融性治疗的禁忌证

1）阴道镜检查转化区为 3 型。

2）细胞学结果或阴道镜检查以及组织病理学可疑浸润癌。

3）HSIL 治疗后的病变持续存在或复发。

（3）子宫颈消融性治疗的疗效：如果适应证选择合适，有效率约为 90%，治疗后有病变持续存在的可能。一项系统回顾以及 Meta 分析发现冷冻治疗后 12 个月复发率约为 5.3% [7]，亦有治疗后发现子宫颈浸润癌的个例报告，所以治疗后仍需长期随访。

（4）子宫颈消融性治疗对未来妊娠的不利影响：由于缺乏高质量的各种治疗方法结局的随机对照研究以及与未治疗者的对照研究，采取子宫颈消融治疗后对未来妊娠的影响研究结果并不完全一致。有研究认为冷冻治疗有导致 37 周前早产的风险，应引起重视 [7]。

2. 子宫颈切除性治疗　包括 LEEP、CKC 和激光锥切术等。目前国内常用的为子宫颈 LEEP 及子宫颈 CKC。对于切除的组织可进一步行 12 点连续切片进行组织病理学的再诊断。对于可疑子宫颈浸润癌或腺上皮高级别病变者，为了进一步进行病理诊断以及切缘病理评价，可采用 CKC，以减少对切缘的电损伤，从而便于病理评价的准确性。

（1）子宫颈锥切术的适应证：

1）细胞学（HSIL、AGC 倾向瘤变、AIS 或癌）、阴道镜与组织学诊断存在不一致。

2）子宫颈管取样组织病理学提示 HSIL。

3）高级别病变位于子宫颈管内，需进一步进行组织学评价。

4）细胞学或阴道镜检查提示可疑浸润癌，但阴道镜下活检组织病理学未证实。

5）细胞学或阴道镜活检组织病理学提示原位腺癌（AIS）。

6）阴道镜活检组织病理学可疑浸润癌。

7）阴道镜检查转化区 3 型，特别是细胞学为高级别异常或子宫颈活检为 HSIL 时。

8）HSIL 治疗后病变持续存在或复发。

（3）对未来妊娠的不利影响：早产、胎膜早破、低出生体重儿和剖宫产等的风险有可能增加，早产在 CKC 中更常见，但也可能发生于冷冻或 LEEP 治疗后[7]。

（4）子宫颈锥切术的疗效：一项系统回顾以及 Meta 分析发现 LEEP 治疗后 12 个月的复发率为 5.3%，而 CKC 为 1.4%[7]。

（5）子宫颈锥切术时的注意事项

1）对于组织病理学确诊的 HSIL 患者，应充分告知其治疗的必要性、有效性以及治疗过程中及治疗后的注意事项，并签署知情同意书。

2）所有需要治疗的妇女，术前应除外全身及生殖道的急性炎症。

3）手术应在阴道镜下完成，治疗前阴道镜检查应充分评估确定转化区类型、病变大小、累及范围以及是否向子宫颈管内延伸等，以便决定治疗的类型。对 1 型治疗时应切除全部转化区，切除长度为 6 ~ 8 mm；切除 2 型、3 型时不仅要切除全部转化区，还应包括部分子宫颈管。2 型的长度应为 10 ~ 15 mm，3 型的长度应为 15 ~ 25 mm。行 LEEP 治疗时应根据病变大小以及需要切除组织的长度选择适宜的手术电极。切除的组织应尽可能完整，以便进行组织病理学评价。

4）手术记录：所有的治疗必须有完整而规范的记录，应记录切除性治疗的指征、转化区的类型、病变大小以及范围、是否向子宫颈管内延伸以及延伸的程度、切除性治疗的类型（1型、2型和3型），切除物的长度（Length，从最远端/外界至近端/内界）、厚度（Thickness，从间质边缘至切除标本的表面）及周径（Circumference，切除标本的周长）等（图5-3），并应预约下次随访的时间以及回家后的主要事项。

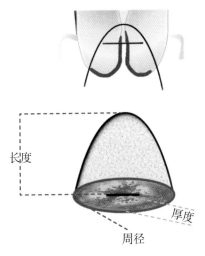

长度

厚度

周径

图5-3　大环型切除子宫颈转化区后的子宫颈模型，显示标本的长度、厚度和周径。引自 Bornstein. Colposcopy Terminology. Obstet Gynecol 2012.

5）止血：术中应全血电凝创面彻底止血，必要时局部可采用缝扎止血。

6）标本的处理：对切除的标本应仔细标记，可在手术切缘使用墨水或用挂线标记，应尽量使80%的锥切标本是一次组织，以利于病理医生对切缘的判读。对于分块切除的标本，应分别装瓶并详尽标记，以便于病理医师识别，并能满足12点连续病理切片的要求。将切除的标本放于装有10%福尔马林的标本瓶或标本袋中固定，同时详细填写病理申请单并送病理科检查。

7）子宫颈锥切术后病理结果的分析：应及时追回送检的病理结果。分析病理报告时应注意以下几点：与术前病理是否符合，有无病理升级，切缘状态（未累及、累及或切缘状况不明），以及子宫颈管内有无病变。对于术后病理证实为浸润癌者，应及时转诊妇科肿瘤医师进行进一步的处理。对于最终病理诊断为 HSIL 的患者，根据病理结果以及患者的具体情况和需求制订个性化的进一步随访或治疗方案。

（三）治疗后的随访

HSIL 治疗后均存在病变持续存在、复发以及进展为子宫颈浸润癌的风险，尤其是在治疗后的 2 年内，其 20 年内发生子宫颈浸润癌的风险明显高于普通人群，所以应强调长期随访。

子宫颈治疗后病变持续存在或复发的风险与锥切前筛查的细胞学结果以及病理级别关系密切。美国 KPNC 对 2003–2010 年 3273 例 CIN2、CIN3 和 AIS 锥切治疗后患者进行了随访，以评价锥切治疗后三种随访方法（单纯细胞学、单纯 HPV 检测及细胞学联合 HPV 检测）5 年的 CIN2+ 复发风险。结果发现 HPV 阳性 /ASC-US 或 LSIL 诊断的 CIN2 治疗后 5 年的 CIN2+ 复发风险最低，为 5%；而细胞学 AGC/ASC-H/HSIL+ 组织病理学诊断的 CIN3/AIS 治疗后 5 年的 CIN2+ 复发风险最高，为 16%。两者之间有统计学差异（$P<0.0001$）。治疗后随访阴性的患者，其病变持续存在或复发的风险降低，并与治疗前的筛查结果以及病理结果无关。对于 HPV 阳性 /ASC-US、LSIL 诊断的 CIN2+ 治疗后的随访，单次联合检测阴性，随后 5 年发生 CIN2+ 的风险为 1.1%。建议对于单次联合检测阴性者可每 3 年随访一次，但对于 ASC-H、HSIL+ 诊断的 CIN2+ 治疗后的随访，单次联合检测阴性者随后 5 年发生 CIN2+ 的风

险为 2.2%，3 年一次随访的证据不足[8]。

子宫颈治疗性切除术后主要影响病变持续存在 / 复发的风险因素为切缘受累[9]。一项包括 66 项研究、35 109 例 CIN 妇女的 Meta 分析发现，23% 患者的切除标本上至少有一侧切缘受累，切除不完全与切除完全妇女相比治疗后任何级别病变残留的相对风险为 5.47（95% CI 4.37～6.83），高级别病变残留的相对风险为 6.09（3.87～9.60）。切缘阳性妇女手术后高级别病变的发生率为 18%，切除完全妇女手术后高级别病变的发生率为 3%[10]。所以手术后应重视对切缘的病理评价以及对切缘阳性（切缘病理证实存在 HSIL 及以上病变）患者的管理。

对 HSIL 治疗后的随访，建议采用细胞学联合 HPV 检测的方法，以增加检测的灵敏度和特异性，具体的随访策略建议根据切缘的状况进行分层管理。

1. 术后切缘阳性者　术后切缘病理阳性，尤其是子宫颈管的切缘阳性增加了 HSIL 病灶持续存在、复发或发生浸润癌的风险，属于手术后病变持续存在或复发的高风险人群。对于切缘组织病理学无浸润癌及 AIS 证据者，建议术后 4～6 个月行细胞学及阴道镜 +ECC 评估；确诊为浸润癌者，应按照子宫颈浸润癌的管理流程管理；切缘存在 AIS 病变者，建议行重复性锥切术。

2. 术后切缘阴性者（切缘无 HSIL 及以上病变存在）　为手术后病变持续存在或复发的中等风险人群，建议 12 个月后行细胞学联合 HPV 检测，如发现任何异常结果，均需转诊阴道镜；双项检查未见异常者，可在 12 个月后行细胞学联合 HPV 检测；如仍为双项检查阴性者，可每 3 年复查，持续 20 年。

（四）治疗后病变持续存在或复发的治疗

随访过程中如发现有 HSIL 病变持续存在或复发，应进一步治疗。对于检查发现子宫颈可行再次锥切术者，建议行重复性子宫颈锥切术；对于检查发现有子宫颈因解剖因素已无法进行再次重复性切除者，或合并有其他妇科疾病需要切除子宫者，或随访不变者，可考虑行全子宫切除术。对于年龄超过50岁，存在治疗后子宫颈管狭窄且经保守处理无效，尤其是锥切术时存在子宫颈管切缘阳性者，可考虑行全子宫切除术。

第二节　组织病理学确诊的
子宫颈原位腺癌的管理

目前认为子宫颈原位腺癌（AIS）为子宫颈腺癌的癌前病变，与HPV18的持续感染有关（25%～88%）。50%的AIS病变合并存在HSIL病变。AIS的诊断存在诸多难点，目前现有的子宫颈癌筛查方法对于腺细胞异常的检出不敏感；腺上皮异常时病变多位于子宫颈管内，阴道镜下难以观察；AIS病变在阴道镜下的改变常无特异性，不易识别；同时，对AIS的诊断需依据子宫颈诊断性锥切术后的病理结果；再加上AIS病灶常向子宫颈管内深部延伸，子宫颈锥切手术时病灶常常难以切除干净；并且部分AIS病变呈多中心或跳跃性特征，即使切除的标本边缘无病变存在，也不能完全排除AIS病变持续存在以及浸润性癌的可能性。所以临床上对于筛查细胞学结果、阴道镜检查以及组织病理学结果可疑腺上皮异常的处理上应高度警惕，同时对于AIS的管理不应等同于对HSIL的管理。如果完全按照管理HSIL的方式管理AIS，易导致诊断或处理的延误或不彻底。

一旦经子宫颈锥切术组织病理学诊断AIS，应对患者积极治疗，不建议观察。

一、无生育要求的 AIS 妇女的处理

建议行全子宫切除术。对于经子宫颈活检提示的 AIS 病变，应先行子宫颈锥切术明确 AIS 的诊断，以除外浸润性腺癌。

二、有保留生育要求的 AIS 妇女的处理

对于子宫颈锥切术后诊断的 AIS，即使锥切术切缘阴性，仍有 10% 左右的 AIS 病变持续存在或小比例的浸润性腺癌的可能性。对于有保留生育要求的妇女，可行子宫颈的保守性治疗，但应充分沟通，告知风险，做到知情选择。

1. 保守治疗术式的选择　对于要求保留生育功能的 AIS 的妇女，具体选择哪种子宫颈锥切术目前尚无明确规定，但在 2012 年 ASCCP 关于 CIN 及 AIS 管理的循证医学指南更新版中 [1]，对于 AIS 的保守治疗采用 CKC 或 LEEP 都可以，但应保证标本的完整性以及切缘病理的可解释性。2015 年英国子宫颈癌筛查的质控指南中建议尽可能选择避免或减少切缘的热损伤的手术方式，以利于对切缘进行全面评估。有学者对 338 例 AIS 患者进行了保守治疗，其中 107 例（32%）选择了 LEEP 治疗，231（68%）例选择了 CKC 治疗。随访 3.6 年，共有 27 例（8.0%）发现有病变持续存在，9 例（2.7%）发现存在浸润性腺癌。研究期间无患者死于子宫颈癌。作者发现这两种不同治疗方式的病变持续存在或复发率无统计学差异，但切缘阳性者病变持续存在或复发的风险为阴性者的 3.4 倍 [1]。所以对于 AIS 的保守治疗，治疗者可根据患者的情况以及自身的经验进行选择。

2. 保守治疗的手术范围　2012 年 ASCCP 指南建议对于 AIS 的子宫颈切除术，应选择子宫颈 3 型圆柱形切

除术，2015 年英国子宫颈癌筛查的质控指南中建议阴道镜检查转化区为 1 型 /2 型时，切除范围应包括整个转化区以及至少 10 mm 的鳞 - 柱状交界部以上的子宫颈管的圆柱形切除性活检。对于老年妇女 / 阴道镜下转化区 3 型者，建议圆柱形切除应包括所有可见转化区以及 20 ~ 25 mm 的子宫颈管。

3. 保守治疗的效果　A. Baalbergen 等回顾了 1966–2013 年 41 篇关于 AIS 的文献，比较了 CKC 和 LEEP 的术后转归。在病灶残留的比例上，CKC 为 30%，LEEP 为 51%；在手术后复发的比例上，CKC 为 6% ~ 11%，LEEP 为 9% ~ 29%，两者无统计学差异[12]。近期也有比较采用 CKC 和 LEEP 治疗 AIS 的文献[13-15]，认为两者在治疗 AIS 时效果相当。如切缘为阳性，需重复锥切率、浸润癌比例、AIS 复发率及随访过程中进展为腺癌的比例在这两种术式之间均无统计学差异。

2001 年发表的涉及 296 人的 16 项研究资料的回顾分析显示，总的失败率为 8%，2008 年发表的涉及 1278 例 AIS 的数据 Meta 分析发现，在对 607 例患者保守治疗后再次手术切除子宫的患者中，切缘阳性组与阴性组相比病变残留率为 52.79%（180/341）比 20.3%（OR 4.01；95% CI 2.62 ~ 6.33；$P = 0.001$）。在 671 例单纯行保守治疗后的随访者中，切缘阳性组与阴性组相比病变残留率为 19.4%（15/573）比 2.6%（19/98）（OR 2.48；95% CI 1.05 ~ 6.22；$P = 0.001$），浸润性子宫颈腺癌的发生率在两组中相比为 5.2%：0.7%[16]。由此可见，子宫颈切除术后切缘阳性者的病变持续存在、复发以及发生子宫颈浸润性腺癌的风险均高于切缘阴性者。另外，在子宫颈切除性治疗的同时行子宫颈管取样也是预测病变持续存在的危险因素，可在手术同时行残余子宫颈管内膜取样以评价病变持续存在的风险。

4. 保守治疗后的随访 对于子宫颈切除术后切缘阳性者，建议行重复性子宫颈锥切术；对于切缘阴性者，告知风险后建议在术后 6 个月行细胞学、HPV 检测、阴道镜以及 ECC 进行再次评估，建议对未接受全子宫切除术的患者长期随访。

（毕　蕙　魏丽惠）

参考文献

[1] 吕卫国, 沈源明, 叶枫等. 阴道镜直视下活检诊断宫颈上皮内瘤变准确性的评价. 中华医学杂志, 2006, 86 :303-306.

[2] Duesing N, Schwarz J, Choschzick M, et al. Assessment of cervical intraepithelial neoplasia (CIN) with colposcopic biopsy and efficacy of loop electrosurgical excision procedure (LEEP). Arch Gynecol Obstet, 2012, 286(6):1549-1954.

[3] Witt BL, Factor RE, Jarboe EA, et al. Negative loop electrosurgical cone biopsy finding following a biopsy diagnosis of high-grade squamous intraepithelial lesion: frequency and clinical significance. Arch Pathol Lab Med, 2012, 136 (10):1259-1261.

[4] Massad LS, Einstein MH, Huh WK, et al. 2012 updated consensus guidelines for the management of abnormal cervical cancer screening tests and cancer precursors. J Low Genit Tract Dis, 2013, 17: S1-S27.

[5] 刘莹, 荣暄, 周艳秋等. 轻度宫颈上皮内瘤变自然转归的前瞻性研究. 中国肿瘤, 2010, 19(6): 372-276.

[6] Katki HA, Gage JC, Schiffman M, et al. Follow-up testing after colposcopy: five-year risk of CIN 2+ after a colposcopic diagnosis of CIN 1 or less. J Low Genit Tract Dis, 2013, 17(5 Suppl 1):S69-77.

[7] Santesso N, Mustafa RA, Wiercioch W, et al. Systematic reviews and meta-analyses of benefits and harms of cryotherapy, LEEP, and cold knife conization to treat cervical intraepithelial neoplasia. Int J Gynaecol Obstet, 2016, 132(3):266-271.

[8] Katki HA, Mark Schiffman, Castle PE, et al. Five-year risk of

recurrence following treatment of CIN2, CIN3, or AIS: performance of HPV and Pap cotesting in post-treatment management. J Low Genit Tract Dis, 2013, 17(5 0 1): S78-S84.

[9] Sangkarat S. Ruengkhachorn I. Benjapibal M, et, al. Long-term outcomes of a loop electrosurgical excision procedure for cervical intraepithelial neoplasia in a high incidence country. Asian Pac J Cancer Prev, 2014, 15 (2): 1035-1039.

[10] Ghaem-Maghami S, Sagi S, Majeed G, et al. Incomplete excision of cervical intraepithelial neoplasia and risk of treatment failure: a metaanalysis. Lancet Oncol, 2007, 8(11):985-993.

[11] Munro A, Leung Y, Spilsbury K et al. Comparison of cold knife cone biopsy and loop electrosurgical excision procedure in the management of cervical adenocarcinoma in situ: What is the gold standard? Gynecol Oncol, 2015, 137(2):258-263.

[12] Bryson P, Stulberg R, Shepherd L, et al. Is electrosurgical loop excision with negative margins sufficient treatment for cervical ACIS? Gynecol Oncol, 2004, 93:465-468.

[13] Van Hanegem N, Barroilhet LM, Nucci MR, et al. Fertility-sparing treatment in younger women with adenocarcinoma in situ of the cervix. Gynecol Oncol, 2012, 124:72-77.

[14] Latif NA, Neubauer NL et al. Management of adenocarcinoma in situ of the uterine cervix: a comparison of loop electrosurgical excision procedure and cold knife conization. J Low Genit Tract Dis, 2015, 19(2):97-102.

[15] Ghaem-Maghami S, Sagi S, Majeed G, et al. Incomplete excision of cervical intraepithelial neoplasia and risk of treatment failure: a meta-analysis. Lancet Oncol, 2007, 8:985-993.

[16] Salani R, Puri I, Bristow RE. Adenocarcinoma in situ of the uterine cervix: a metaanalysis of 1278 patients evaluatingthe predictive value of conization margin status. Am J Obstet Gynecol, 2009, 200(2):182.

第六章　子宫颈上皮内病变的治疗技术

目前临床治疗子宫颈上皮内病变的方法包括消融性治疗及切除性治疗。消融性治疗通常包括冷冻疗法（cryotherapy）或冷凝固（cold coagulation）、激光汽化（laser vaporisation）和电凝疗法（electrocoagulation diathermy）。切除性治疗包括子宫颈锥切术和子宫切除术。子宫颈锥切术包括冷刀锥切术（CKC）、激光锥切（laser conization，LC）及子宫颈环形电切术（LEEP）等。

一、消融性治疗

包括冷冻疗法或冷凝固、激光汽化及电凝疗法等。消融性治疗的特点在于组织破坏，治疗后无组织标本送病理学检查。子宫颈消融性治疗的适应证是活检证实的子宫颈高级别病变（CIN2~3）或持续性 CIN1。选择消融性治疗的病变必需满足的条件有：①子宫颈的鳞-柱状交界部360° 完全可见。②子宫颈高级别病变（包括近端和远端）的边缘完全可见。③细胞学与阴道镜结果一致。④子宫颈管内不存在高级别病变。⑤通过病史、体征和各项辅助检查等评估排除子宫颈癌的存在 [1,2]。如果子宫颈高级别病变的范围大于子宫颈的 75%，或病变向子宫颈管延伸超过3~4mm，则应慎用消融性治疗 [1]。消融性治疗的禁忌证包括：①浸润性子宫颈癌。②妊娠期。③急性子宫颈炎。④ ECC 提示高级别病变。⑤阴道镜检查子宫颈为 3 型转化区。⑥子宫颈腺性病变。

冷冻治疗是消融治疗的一种，指通过冷冻除去子宫颈癌前病灶。冷冻治疗的操作比较简单，通常只需要 15min，在门诊即可完成。进行冷冻治疗时只需要将高度制冷的金属探头（冷冻探头）接触子宫颈，利用 CO_2 或 N_2O 气体冷冻子宫颈表面。每次治疗时需要将冷冻探头与子宫颈接触两次，每次 3min。中间间隔 5min，以用来解冻（双冷冻技术）。需要持续供应 CO_2 或 N_2O 气体。对于小范围的病灶，冷冻治疗的疗效较好，但对于较大的病灶，治愈率则不到 80%。由于被冷冻的子宫颈几乎没有神经末梢，通常仅引起轻度下腹痉挛或绞痛，因此，冷冻治疗一般不需要麻醉。

进行冷冻治疗之前必须充分排除浸润性病变。如果女性接受冷冻治疗是由于子宫颈高级别病变以外的原因，如非性传播疾病的"慢性子宫颈炎"所引起的白带增多，则必须在操作前进行细胞学及阴道镜评估是否存在瘤变。由于细胞学敏感性有限，尤其是对于腺性病变敏感性不足，因此，如单纯细胞学结果为阴性，除外瘤变的证据不充分，则应进行阴道镜检查，否则不能采用消融性治疗 [3,4]。

二、切除性治疗

切除性治疗包括子宫颈锥切术（冷刀锥切、激光锥切和子宫颈环形电切术）和子宫切除术。

子宫颈锥切术（也称锥体活组织检查）指圆锥状切除包括病变以及整个转化区在内、环绕子宫颈管的部分子宫颈。切除性治疗可以使用手术刀、激光和电刀 [即 LEEP，也称转化区的大环形切除（large loop excision of transformation zone，LLETZ）]。子宫颈锥切术的概念不仅仅指几何学意义上的圆锥形切除，也包括了圆柱状及盘状的子宫颈活检切除（环状切除转化区）。

传统锥切术为冷刀锥切术，指用手术刀锥形切除部分子宫颈组织，包括子宫颈外口和子宫颈内口，是最经典的治疗手段。自 1834 年 Lisfranc 首次报道以来，锥切用于治疗子宫颈高级别病变已有上百年的历史。这种手术范围相对较大，利用手术刀将子宫颈大部分切除，需要全身或局部麻醉（硬膜外麻醉或腰麻）。手术时间一般不超过 1h。患者可以在手术当天或第二天出院。冷刀锥切一般用于无法用冷冻或 LEEP 治疗的病例。锥切的范围取决于病变的大小和发现浸润癌的可能性。由于切除范围较大，锥切可能导致子宫颈狭窄和子宫颈功能不全，因此，选择治疗方法时要考虑患者的生育要求。切除的组织可以进行组织病理学诊断，以确保病变组织被完全切除。20 世纪 60 年代后，随着各种新技术的应用，如冷冻和激光等物理治疗的开展，锥切手术的应用逐渐减少。但经过一段时间的尝试，不少学者发现新技术在不同程度上会干扰临床病理诊断，人们重新认识锥切术在子宫颈高级别病变中的治疗及应用价值。在可疑微小浸润、病变范围伸入子宫颈管、细胞学和阴道镜 / 活检病理不符合、怀疑原位腺癌、阴道镜无法排除浸润性疾病、消融或切除治疗后高级别病变复发时，建议进行切除性手术 [5]。

冷刀锥切术适用于治疗子宫颈高级别病变，尤其是：①细胞学（HSIL、AGC "倾向瘤变"、AIS 或癌）同阴道镜结果及组织病理学结果不一致。②子宫颈管取材提示HSIL。③细胞学或阴道镜发现提示浸润性癌而阴道镜活检未证实。④活检病理或细胞学提示原位腺癌，但阴道镜检查及细胞学不能区分原位腺癌及腺癌。⑤阴道镜活检提示微小浸润鳞状细胞癌。

随着 LEEP 锥切手术方式的出现，冷刀锥切术更多地用于可疑恶性、活检诊断原位腺癌或当患者不适合门诊电外科手术时。冷刀锥切术可以提供较好的标本，用于病理学评估，而不受切缘热损伤的影响。这对于可疑子宫颈腺性病变和微小浸润癌尤其重要。子宫颈锥切术的并发症包括子宫颈功能不全及子宫颈狭窄和粘连，可能会导致早产、胎膜早破、低出生体重儿，甚至不孕。

激光锥切手术可在全麻或局麻下进行。将高度聚焦的激光点环形切入子宫颈外口，深度 1cm。然后用小钩或牵引器控制锥体，以便更深地切除子宫颈组织。将光束去聚焦后行激光光凝有助于切除后的止血。激光锥切的缺点是锥切标本可能受到热损伤，从而影响组织学检查。

LEEP 使用的高频电波刀有不同形状，如环形、球形、针形、三角形和方形等，适用于不同的病变范围和子宫颈管病变的治疗。LEEP 具有操作简单、费用低、患者易于接受及并发症较少等优点，使其成为诊治子宫颈高级别病变的一种有效方法，并且可获得子宫颈组织进行病理学诊断。LEEP 的切除范围是根据阴道镜病变范围以及转化区类型等因素来确定的，一般应切除病灶外 0.3~0.5cm 的范围，切除面积、厚度以及切除子宫颈管组织的深度根据病变范围和转化区类型而定。值得注意的是，确定切除范围时还应综合考虑患者年龄、生育要求、身体一般状况、医疗条件及水平、病变范围及子宫颈高级别病变的病理学级别、随诊条件等，进行个体化治疗。

这三种锥切方法各有不同的优点和缺点。激光允许更大的灵活性，因为其结合的汽化和锥切技术使其可灵活地处理子宫颈阴道部病变，而 LEEP 可在门诊操作。与 LEEP 比较，冷刀或激光锥切可以切除更大体积的子宫颈组织[5]。冷刀锥切术可以避免对样品边缘的热损伤，从而获得更准确的病理边缘结果。这三种锥切方法（冷刀、激光及 LEEP）有相似的治疗效果。文献报道，在子宫颈高级别病变的治疗中，这三种锥切手术在出血量或病变复发率方面均无显著性差异[6]。

与消融性治疗相比较，切除性治疗最主要的优点是有组织标本送病理检查。切除性治疗对子宫颈上皮内病变的治愈率为 91%～98%[7]。Gardeil 等报告 97 例 CIN3 行 LEEP 术但未完整切除的患者中 16.5% 有残存病变，而完整切除的 107 例 CIN3 患者中仅 1.9% 有残存病变[8]。对 LEEP 术后子宫颈管搔刮显示 CIN3 的患者行冷刀锥切术的回顾性研究发现，91.1% 的患者在锥切病理上有残存的病变，15.8% 为浸润性子宫颈癌[9]。以上提示 LEEP 术后子宫颈管搔刮为 CIN3 的患者及子宫颈切缘有高级别病变的患者，其病变持续残留或存在浸润性子宫颈癌的可能性较大。

子宫切除术不应该作为 CIN2～3 的初始治疗。但在某些情况下，也可采用子宫切除术治疗子宫颈上皮内病变，如：①锥切标本边缘 CIN2～3 阳性，特别是在完成生育和随访困难的人群中。通常情况下，对于切缘存在 CIN2～3 的患者，可以选择临床随访或再次锥切以除外浸润癌。子宫切除术一般适用于重复锥切困难或子宫颈瘢痕严重而导致子宫颈细胞学检查不可靠而影响临床随访的患者。若切缘、子宫颈管取样为子宫颈高级别病变，在行全子宫切除术时需更警惕是否存在浸润癌的风险。②同时合并有他妇科疾病而需切除子宫。③患者意愿及反复或持续性子宫颈高级别病变（CIN2～3）。

三、预后及随访

切除性或消融性治疗的女性在治疗后 8 年内可降低 95% 的浸润性癌的发病风险[10]。但长期随访显示，这些女性的发病风险仍大于普通人群，且增加的风险存在 20～25 年（56/10 万与 5.6/10 万）。总体而言，子宫颈高级别病变治疗后病变复发或持续的发生率为 5%～17%，与治疗方式无关[6]。病变的持续存在与病灶范围（例如＞2/3 子宫颈表面）、子宫颈管腺体受累、切缘阳性[11] 以及 6 个月或以上 HPV（尤其是 HPV 16 型）持续阳性有关。不存在这些特征的患者病变持续的风险较低[12]。

切缘状态影响后续结果。一项包括了 66 项研究、对 35 000 例因子宫颈高级别病变接受切除性治疗的女性随访发现，与切缘阴性或可疑患者相比，切缘阳性者子宫颈高级别病变的复发率显著增加（RR 5.47，95%CI 4.37 ~ 6.83）。若仅包括 CIN2 ~ 3 复发，相对危险度为 6.09（95%CI 3.87 ~ 9.60）[11]。

切缘阴性意味着整个病灶已被切除，治愈率较高。一项长期随访研究显示，对 4417 例行冷刀锥切术的组织学证实 CIN3 的切缘阴性者采用阴道镜、细胞学及盆腔检查进行随访，平均随访 18 年，发现有 15 例（0.35%）HSIL，中位复发时间为 107（40 ~ 201）个月，且其中 2 例分别是在术后 14 年和 17 年后被发现，其余的 4402 例（99.65%）患者术后未发现子宫颈高级别病变[13]。

随访时如发现细胞学异常（＞ASC-US）或 HPV 阳性，可重复阴道镜和子宫颈管搔刮检查。如 2 次细胞学阴性或 1 次 HPV 阴性，即可进入常规筛查。HPV 结果阴性可显著降低复发的风险[14]。

研究发现，手术切除切缘阳性的患者在后续切除或重复锥切结果中癌前病变残留的风险较高[11]。对于随访条件较好及有生育要求的切缘阳性女性，首选 4 ~ 6 个月复查 HPV 检测和（或）细胞学和阴道镜检查及子宫颈管取样。对已完成生育的女性，可再次锥切，以减少病变进展或残留病变漏诊的风险。切除标本后子宫颈管搔刮显示子宫颈高级别病变时，残留病变的风险较高。如果子宫颈内、外口切缘均为阳性，则残留病变的风险也增加。有研究对 390 例因 CIN3 行冷刀锥切术后切缘阳性的患者进行了 6 ~ 30 年随访，显示子宫颈外切缘、内切缘或两者均阳性组的病变持续存在或进展的风险分别为 17%、21% 和 52%[15]。其中 5 例患者进展为微小浸润癌，1 例为 Ib 期子宫颈癌。在一项关于 LEEP 术后的回顾性研究发现，切缘阳性的女性平均复发时间为 4 年[16]。

在临床上也存在术前诊断子宫颈高级别病变，而切除后的标本无病变存在的情况。一项对活检结果为子宫颈高级别病变行 LEEP 的 674 例标本进行的研究发现，有 14% 的标本未发现病变。但 LEEP 标本阴性组与阳性组术后病变的复发率分别 24% 及 27%。在对这些患者中位时间为 2 年的随访中，发现 24% 的患者有发展为肿瘤的风险，其中包括 2 例癌和 8 例子宫颈高级别病变[17]。因此，即便切除标本活检病理为阴性者，也应坚持后续的随访计划。

（赵　超）

参考文献

[1] Castro W, Gage J, Gaffi kin L, et al. Effectiveness, safety, and acceptability of cryotherapy: a systematic literature review. Cervical Cancer Prevention Issues in Depth #1. Seattle, WA: PATH, 2003.

[2] Schmidt C, Pretorius RG, Bonin M, et al. Invasive cervical cancer following cryotherapy for cervical intraepithelial neoplasia or human papillomavirus infection. Obstet Gyencol, 1992, 180:797–800.

[3] Dollard SC, Wilson JL, Demeter LM, et al. Production of human papilloma virus and modulation of the infectious program in epithelial raft cultures. Genes Dev, 1992, 6:1131–1142.

[4] Moscicki AB, Cox JT. Practice improvement in cervical screening and management (PICSM): symposium on management of cervical abnormalities in adolescents and young women. J Low Genit Tract Dis, 2010, 14(1):73-80.

[5] 王悦，李明珠，魏丽惠. 子宫颈锥切——预防子宫颈癌的重要防线. 中国妇产科临床杂志, 2015, 16（1）:5-7.

[6] Martin-Hirsch PL, Paraskevaidis E, Kitchener H. Surgery for cervical intraepithelial neoplasia. Cochrane Database Syst Rev, 2000, CD001318.

[7] Murdoch JB, Morgan PR, Lopes A, et al. Histological incomplete excision of CIN after large loop excision of the transformation zone (LLETZ) merits careful follow up, not retreatment. Br J Obstet Gynaecol, 1992, 99(12):990-993.

[8] Gardeil F, Turner MJ. A study of treatment failures following large loop excision of the transformation zone for the treatment of cervical intraepithelial neoplasia. Br J Obstet Gynaecol, 1997, 104(11):1325.

[9] Temkin SM, Hellmann M, Lee YC. Dysplastic endocervical curettings: a predictor of cervical squamous cell carcinoma. Am J Obstet Gynecol, 2007, 196(5):469.e1-4

[10] Soutter WP, de Barros Lopes A Fletcher A, et al. Invasive cervical cancer after conservative therapy for cervical intraepithelial neoplasia. Lancet, 1997, 349:978-980.

[11] Ghaem-Maghami S, Sagi S, Majeed G, et al. Incomplete excision of cervical intraepithelial neoplasia and risk of treatment failure: a meta-analysis. Lancet, Oncol, 2007, 8:985-993.

[12] Gok M, Coupe VM, Berkhof J, et al. HPV16 and increased risk of recurrence after treatment for CIN. Gynecol Oncol, 2007, 104:273-275.

[13] Reich O, Pickel H, Lahousen M, et al. Cervical intraepithelial neoplasia Ⅲ: long-term outcome after cold-knife conization with clear margins. Obstet Gynecol, 2001, 97:428-430.

[14] Hernadi Z, Szoke K, Sapy T, et al. Role of human papilloma virus (HPV) testing in the follow-up of patients after treatment for cervical precancerous lesions. Eur J Obstet Gynecol Reprod Biol, 2005, 118:229-234.

[15] Reich O, Lahousen M, Pickel H, et al. Cervical intraepithelial neoplasia Ⅲ: long-term follow-up after cold-knife conization with involved margins. Obstet Gynecol, 2002, 99:193-196.

[16] Manchanda R、Baldwin P、Crawford R、et al. Effect of margin status on cervical intraepithelial neoplasia recurrence following LLETZ in women over 50 years. BJOG, 2008, 115:1238-1242.

[17] Livasy CA, Moore DT, Van Le L. The clinical significance of a negative loop electrosurgical cone biopsy for high-grade dysplasia. Obstet Gynecol, 2004, 104:250-254.

第七章 特殊人群子宫颈癌筛查及结果异常的管理

第一节 年轻女性子宫颈癌筛查结果异常的管理

大多数基于循证医学的子宫颈癌筛查指南认为，女性在 21 岁以前属于青少年。在这一阶段，人乳头瘤病毒（HPV）反复感染很常见，感染率高达 12%～56%，但自身清除率也很高，50% 的感染可在 6 个月内清除，90% 的感染在 2～3 年内清除。美国流行病监督及最终结果（Surveillance，Epidemiology，and End Results，SEER）数据显示，在 1998–2003 年，15～19 岁女性的子宫颈癌发病率仅为 0.1/10 万 [1]。来自美国的数据显示，21～24 岁女性发生子宫颈癌的风险大约为 1.4/10 万，是青春期女性的 10 倍以上，因此，将筛查年龄调整至 21 岁以后 [2]。从 21 岁开始筛查并不增加年轻女性罹患子宫颈癌的发生率，过早筛查反而会导致不必要的随访和过度治疗 [3]。2009 年，美国妇产科医师学会（American College of Obstetricians and Gynecologists，ACOG）提出，不论之前初次性生活的早晚及是否存在其他危险因素，应从 21 岁开始子宫颈癌筛查。考虑到对未来生育的影响，对子宫颈上皮内瘤变（CIN）的女性进行治疗时应权衡利弊。2013 年 3 月，美国阴道镜和子宫颈病理学会（ASCCP）公布的最新子宫颈癌筛查管理指南中指出，对"年轻女性"这一概念，并没有一个确切的年龄界定，主要指那些有生育要求的 CIN 女性，经临床医师评估后，认为治疗所导致的对未来不良妊娠结局的发生风险远远超过在疾病观察过程中罹患子宫颈癌的风险[4]。对于这部分"年轻女性"子宫颈病变的处理应更加趋于保守，特别是 21 ~ 24 岁的女性[2, 4-7]。以下主要介绍美国的相关指南，针对我国国情，建议参照 CSCCP 专家共识[27]。

一、细胞学 ASC-US 的管理

21 ~ 24 岁 ASC-US/HPV 阳性者 5 年内发生 CIN3+ 的风险为 4.4%，25 ~ 29 岁者为 7.1%，30 岁以上者为 6.8%[8]。因此，对 21 ~ 24 岁细胞学为 ASC-US 的女性推荐 12 个月后复查细胞学，但 HPV 分流也是可以接受的。若 HPV 为阴性，则回到 3 年一次的细胞学常规筛查；若 HPV 为阳性，则推荐 12 个月后再次重复细胞学检查，不推荐立即行阴道镜检查和复查 HPV。无论是否进行 HPV 分流，若 12 个月后随访细胞学出现 ASC-H、HSIL 或 AGC，推荐立即转诊阴道镜检查；若复查细胞学为阴性、ASC-US 或 LSIL，则推荐 12 个月后复查细胞学检查。若 24 个月后随访细胞学结果为≥ASC-US，则推荐采用阴道镜检查。若 2 年间连续 2 次结果均为阴性，则推荐回归到常规筛查[7]（图 7-1）。

二、细胞学 LSIL 的管理

21 ~ 24 岁女性 LSIL 的自然消退率明显高于 24 岁以上的女性，很少发展为 CIN3，5 年内发生 CIN3+ 的风险是 3%，与 30 岁以上的 ASC-US 者概率接近[8-13]。因此，对 21 ~ 24 岁细胞学 LSIL 者，推荐 12 个月后重复细胞学检查，而不推荐 HPV 分流和阴道镜检查。若 12 个月后细胞学随访结果为 ASC-H 或 HSIL，立即转诊阴道镜检查；若复查细胞学为阴性、ASC-US 或 LSIL，则继续 12 个月后重复细胞学检查。随访 24 个月后，如细胞学出现≥ASC-US，

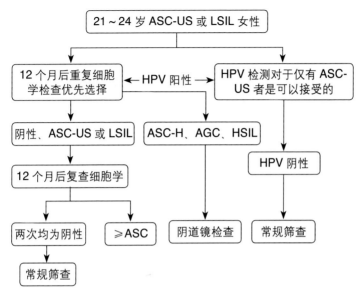

图 7-1 21～24 岁细胞学为 ASC-US 或 LSIL 女性的处理 (From Massad LS, Einstein MH, Huh WK, et al. 2012 updated consensus guidelines for the management of abnormal cervical cancer screening tests and cancer precursors. J Low Genit Tract Dis, 2013, 17: S1-S27)

推荐行阴道镜检查。若随访期间细胞学连续 2 次均为阴性，推荐回到常规筛查 [7]（图 7-1）。

KPNC 队列研究数据表明，21～24 岁的 ASC-US/HPV 阳性和 LSIL 女性 5 年内 CIN3+ 的累积发病风险明显低于 25 岁以上者，因此，对于该年龄段女性均推荐 12 个月后复查细胞学，而不是直接阴道镜检查，随访 24 个月期间的处理是相同的 [8, 9, 14]。

三、细胞学 ASC-H 和 HSIL 的管理

美国的一项研究数据显示，21～24 岁年龄段发生子宫颈癌的风险大约为 1.4/10 万，虽然相对较低，但仍不可忽视。该年龄组细胞学为 HSIL 者 5 年内发展为 CIN3 和癌

的风险分别是 28% 和 2%[8]。相比之下，>30 岁的 HSIL 女性 5 年内发展为 CIN3 和癌的风险分别为 47% 和 8%[8]。因此，对 21 ~ 24 岁的细胞学 ASC-H 及 HSIL 女性推荐采用阴道镜检查和子宫颈管评估，而不直接行 LEEP（即"即查即治"）[7]。对细胞学为 ASC-H 或 HSIL，而组织学未发现的 CIN2+ 病变者，若阴道镜检查 1、2 型转化区且子宫颈管评估阴性，推荐每 6 个月进行细胞学和阴道镜检查，连续 24 个月。在此期间，若细胞学 HSIL 持续 1 年，或者阴道镜检查提示高级别病变，建议再次子宫颈组织活检[7]。若细胞学 HSIL 持续 2 年，而组织学未确诊的 CIN2+，则建议诊断性锥切术[7]。若细胞学 HSIL，阴道镜检查 3 型转化区或者子宫颈管组织提示 CIN2+，或者未分级的 CIN，也推荐诊断性锥切术。随访期间，如果连续 2 次细胞学结果正常，且阴道镜检查未发现高级别病变，则推荐采用常规筛查（图 7-2）。

四、细胞学 AGC 或原位腺癌（AIS）的管理

尽管 30 岁以下细胞学 AGC 的女性 5 年内发生癌的风险为 1.1%，但发生 CIN2+ 病变的风险较高，21 ~ 24 岁者为 6.9%，25 ~ 29 岁者为 14%[8]。因此，对于 AGC 者都应谨慎评估。对所有的 AGC 和 AIS 者都推荐采用阴道镜检查和 EEC。妊娠期女性不采用 EEC 和子宫内膜活检。细胞学为 AGC，而组织学未确诊的 CIN2+ 者，推荐 12 个月和 24 个月后进行联合筛查。若均为阴性，则回到常规筛查。任何一项异常（细胞学 ASC-US 或 HPV 检测阳性），都应再次转诊阴道镜检查。对于细胞学 AGC 倾向瘤变或者 AIS 者，子宫颈管取样及子宫内膜取样（有适应证时）均阴性的女性，若阴道镜检查排除浸润性病变，则推荐采用诊断性切除术并提供完整切缘，以获得完整标本，并在切除后行子宫颈管取样，以评估切缘上方是否存在隐匿性

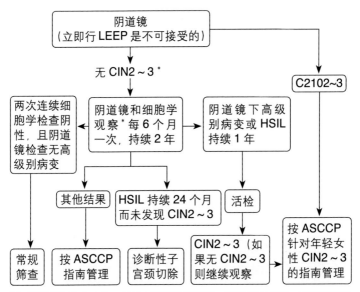

*如果阴道镜检查充分，且子宫颈管取样阴性，可按指南观察，否则应行诊断性子宫颈切除

图7-2　21～24岁细胞学为不能除外ASC-H和HSIL女性的管理 (From Massad LS, Einstein MH, Huh WK, et al. 2012 updated consensus guidelines for the management of abnormal cervical cancer screening tests and cancer precursors. J Low Genit Tract Dis, 2013, 17: S1-S27)

病变[7]（图 7-3）。对于重复出现 AGC 的女性，意味着存在子宫颈高级别病变的风险较大，包括子宫内膜癌，因此，对于重复出现的 AGC 而阴道镜检查未发现子宫颈及阴道病变的女性，可以考虑诊断性切除。

五、组织活检确诊为 CIN1 的管理

对于 21～24 岁且细胞学轻微异常（包括 ASC-US 或 LSIL）的 CIN1 女性，首选 12 个月后复查细胞学，不建议 HPV 检测和阴道镜检查。随访期间，12 个月时如细胞学出现 ASC-H 或 HSIL，或者 24 个月后复查细胞学仍为阳性，均需转诊阴道镜检查。如连续 2 次阴性，则回到常

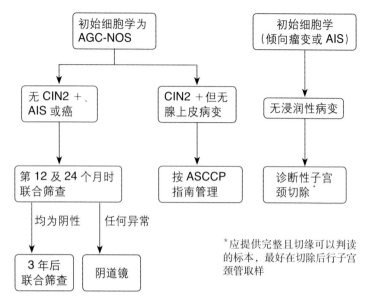

图 7-3　非典型腺细胞（AGC）女性的后续处理 (From Massad LS, Einstein MH, Huh WK, et al. 2012 updated consensus guidelines for the management of abnormal cervical cancer screening tests and cancer precursors. J Low Genit Tract Dis, 2013, 17: S1-S27)

规筛查 [7]。

　　对于细胞学为 ASC-H 或 HSIL 组织病理学 CIN1 者，如果阴道镜检查评估充分，且评估后子宫颈管阴性，推荐每间隔 6 个月进行细胞学和阴道镜检查，随访至 24 个月 [7]。在此期间，如果阴道镜检查提示高级别病变，或者细胞学 HSIL 持续 1 年，建议组织活检。如果细胞学 HSIL 持续 24 个月，而组织活检未发现 CIN2+，推荐诊断性锥切术。当阴道镜检查 3 型转化区、组织活检发现 CIN2+ 病变或者子宫颈管取样为＞CIN1 者，则推荐诊断性锥切术 [7]。

　　由于该年龄组 HPV 感染率高，不建议对此年龄组女性进行 HPV 检测。总之，无论细胞学结果如何，都不建议对该年龄组 CIN1 进行常规治疗（图 7-4）。

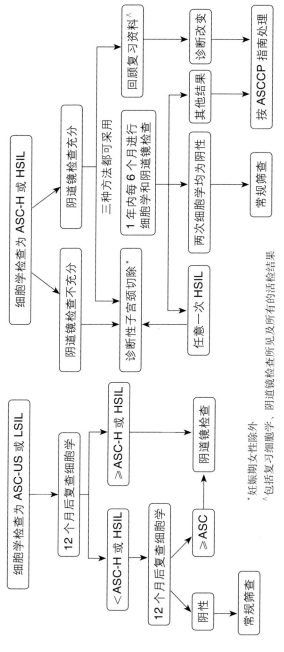

图 7-4　21～24 岁组织学诊断无病变或 CIN1 女性的处理 (From Massad LS, Einstein MH, Huh WK, et al. 2012 updated consensus guidelines for the management of abnormal cervical cancer screening tests and cancer precursors. J Low Genit Tract Dis, 2013, 17: S1-S27)

六、组织活检确诊为 CIN2、CIN3 或 CIN2 ~ 3 的处理

2012 年 ASCCP 指南在年轻女性子宫颈组织学 CIN2、CIN3 或 CIN2 ~ 3 的处理原则这一章节中，此处的"年轻女性"如前所述，特指咨询了医师，认为治疗子宫颈异常对未来妊娠的风险大于观察期内病变发展为癌症风险的患者，并无特定的年龄限制。在青少年或年轻女性（平均年龄为 20 岁）中，CIN2 的自然消退率为 68%[15]。在 21 ~ 24 岁女性中 CIN2 的检出率高，但发展为肿瘤的风险较低，并且尚未完成生育的可能性大。因此，ASCCP 指南特别指出，对于组织学诊断为 CIN2 或 CIN2 ~ 3 的 21 ~ 24 岁女性，应区别对待。对于年龄＞24 岁，但是有生育要求的 CIN2 或 CIN2 ~ 3 的女性，因为面临治疗对未来生育可能造成的危害，也可以遵循年龄 21 ~ 24 岁女性的处理方案。然而，对于 CIN3 的处理，在"年轻女性"和 25 岁以上女性中是相同的。

对于组织活检确诊的 CIN2 ~ 3 的"年轻女性"，若无特别指定，在阴道镜检查充分评估的前提下，可选择治疗，也可在第 6 个月、12 个月后联合细胞学和阴道镜检查。如果组织活检明确为 CIN2，则首选观察。如果 6 个月、12 个月后连续 2 次细胞学检查为阴性，应 1 年后联合筛查；如果仍为阴性，可在 3 年后联合筛查。在第 2 年和第 5 年的联合筛查中，如任何一项异常，则推荐阴道镜检查。随访期间，如果阴道镜检查提示病变加重，细胞学提示 HSIL 或阴道镜下高级别病变持续 1 年以上，则需要再次活检。当阴道镜检查为 3 型转化区、病变进展为 CIN3，以及 CIN2 或 CIN2 ~ 3 持续 24 个月时，则建议治疗[7]（图 7-5）。

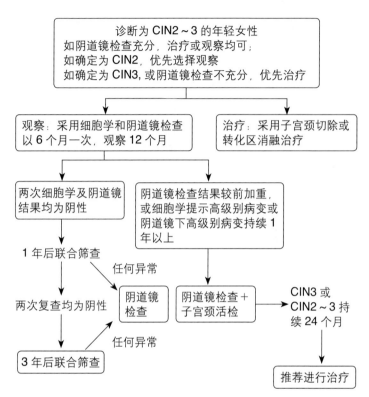

图 7-5　特殊情况下子宫颈活检诊断为 CIN2 ～ 3 年轻女性的处理 (From Massad LS, Einstein MH, Huh WK, et al. 2012 updated consensus guidelines for the management of abnormal cervical cancer screening tests and cancer precursors. J Low Genit Tract Dis, 2013, 17: S1-S27)

七、p16 和 Ki-67 的临床应用

子宫颈癌的发生、发展和预后与抑癌基因 p16 及增殖细胞核抗原 Ki-67 活性密切相关。对于细胞学 ASC-H、HSIL 和子宫颈癌，p16/Ki-67 双重染色比 HPV 检测有更高的特异性，尤其是当阴道镜检查和组织学诊断没有提示高级别病变的情况下，p16/Ki-67 双重染色能够从形态学上提

供有价值的信息。p16/Ki-67 双重染色还有助于细胞学筛查异常结果的分流，尤其适用于 30 岁以前的年轻女性以及细胞学 LSIL 者。

目前，p16 蛋白常用于组织病理学子宫颈良性改变与高级别病变的鉴别诊断，由于 CIN2 诊断的一致性较低，尤其是在年轻女性中 CIN2 的自然消退率又高，因此，在实际临床中对 CIN2 的诊断存在一定的争议[15, 16]。对于 CIN2 者，广泛或者强染色的 p16 蛋白表达提示为组织学 HSIL，阴性或者弱阳性表达则提示正常或者组织学LSIL；对于诊断不一致的 CIN2 或 CIN3，或者细胞学、阴道镜检查与组织学诊断存在分歧时，p16 染色可以辅助判定[17-19]。总之，p16 蛋白能显著增加高级别上皮内瘤变诊断的敏感度，有助于弥补病理医师之间的差异，提高诊断的一致性。

（贾　琳　孔北华）

第二节　妊娠期子宫颈癌筛查及异常结果的管理

子宫颈癌是妊娠期女性最常见的恶性肿瘤[20]。据估计，其发生率在妊娠女性中占 1.5/10 万 ~ 12/10 万[21]。与非妊娠期相同，细胞学检查和 HPV 检测是常见的子宫颈癌筛查方法。妊娠子宫颈细胞学的异常发生率并不比非妊娠期低。研究显示，在既往每年进行子宫颈癌筛查的妊娠期女性中，约有 1% 的人被发现存在有不同程度的 CIN 病变[22]。30 ~ 40 岁的女性是发生子宫颈癌前病变和子宫颈癌的高危人群，建议女性在孕前或第一次产前检查时进行子宫颈癌筛查。尤其是对于那些从来没有接受过筛查的女性来说，妊娠围生期保健使她们有机会得到筛查。由于考虑到流产、出血和感染等因素，无论是医务人员还是妊娠女性及其家属，对妊娠期进行检查时会存在一定的顾虑。由于牵涉母儿和家庭等多方面的因素，使人们对原本就具有一定挑战性的妊娠期癌前病变筛查与管理更为审慎。这不仅需要高质量医学技术的支持，同时需要更多的人文关爱。

一、妊娠与 HPV 感染

目前，妊娠与 HPV 感染之间的确切关系并不清楚。理论上，妊娠期的免疫耐受可能会促进 HPV 感染，至少可能会减弱自身免疫系统对于 HPV 感染的有效清除。部分研究发现妊娠期女性高危亚型（HPV 16、18、31、35、45、51、52 和 56 型）的检出率高于非妊娠期女性[23]。然而，近几十年更多的 Meta 分析和纵向研究证实，与非妊娠期女性相比，HPV 阳性率并没有显著增加[24]，妊娠并未使女性罹患 HPV 感染相关的子宫颈病变和子宫颈癌的风险升高。

二、子宫颈细胞病理学改变

临床实践证实，妊娠期采用子宫颈刷采集子宫颈细胞学标本是安全的，并且这一技术已广为接受。妊娠相关的激素变化会影响鳞状上皮和柱状上皮细胞的形态，如反应性增生和非典型的反应性改变。由于受到炎性因子的影响，并且表现为子宫颈管腺上皮增生和过度分泌等（A-S反应），使对腺细胞的判读非常困难[25]。间质蜕膜化造成一些细胞增大并伴有较大的细胞核，可能造成错误地将其判读为异常细胞。细胞滋养细胞、合体滋养细胞以及不成熟化生细胞也可以出现在细胞学标本中，有时与 HSIL 鉴别困难[26]。

三、妊娠期筛查结果异常的转诊

妊娠期和非妊娠期对子宫颈癌筛查的目的不同。非妊娠期子宫颈癌筛查的目的在于预防子宫颈癌的发生和死亡。筛查策略在于识别那些可能进展为浸润癌的子宫颈癌前病变（最大化筛查获益），避免发现不必要治疗的一过性HPV感染以及那些最终不会成为癌的良性病变（最小化筛查潜在的危害）。对于妊娠期女性，关键是在于发现当下是否存在影响母儿健康的疾病，因此，妊娠期筛查的目的在于识别子宫颈癌，这一点与非妊娠期存在一定的差异。

与HPV检测相比，细胞学检查具有更高的特异性，其对妊娠期女性的子宫颈癌筛查具有重要意义。对筛查结果异常的妊娠期女性应进一步分流。中国优生科学协会阴道镜和宫颈病理学分会（CSCCP）子宫颈癌筛查及异常管理相关问题专家共识和美国阴道镜及子宫颈病理学会（ASCCP）子宫颈癌筛查结果异常管理指南对妊娠期细胞学异常管理均较非妊娠期更保守，除非有明显的浸润癌迹象[27-29]。因为CIN3对妊娠并不构成风险，也并不意味着母亲会有即刻的风险，对其进行治疗反而会增加出血、流产和早产等产科不良结局的风险。因此，对于子宫颈癌风险较低的异常筛查结果，可以延迟至产后复查，对另一部分女性则需要进行阴道镜检查。

对妊娠期子宫颈癌筛查异常结果管理的建议为[27-29]：① 细胞学阴性/HPV阳性。该群体女性存在CIN2+的风险约为4%，更多的是一过性感染。对于非妊娠期女性，推荐12个月后复查细胞学和HPV；对于妊娠期女性，产后6周重复联合筛查是合理的。②细胞学ASC-US、ASC-H和LSIL。ASC-US发生子宫颈癌的潜在风险极低，但ASC-US的细胞学判读质量在不同实验室或医疗机构之间差别较大。因此，ASC-US作为一种不确定的细胞学判读结果，在临床处理时应予以慎重。推荐对 20 岁以上的 ASC-US 患者进行 HPV 分流检测。阳性者结合临床进行阴道镜检查或延迟至产后 6 周进行，阴性者产后 6 周复查细胞学。对于细胞学 ASC-H 的患者推荐进行阴道镜检查。对于 LSIL，可以在妊娠期进行阴道镜检查，也可以延迟至产后 6 周进行。LSIL 更多是反映 HPV 感染引起的一过性改变，自然消退率较高，潜在的隐匿性子宫颈浸润癌的可能性小。Fader 等报告妊娠期诊断的 LSIL 中产后自然消退率为 86%，没有一例进展为子宫颈癌[30]。另一项研究报告显示，产前细胞学 LSIL 的患者，产后自然消退率为 62%，32% 的患者持续为 LSIL，只有 6% 进展为 HSIL，没有一例在妊娠期进展为浸润癌[31]。然而，对于孕前有 CIN 病史或产后随访不便的女性，妊娠期进行阴道镜检查是必要的。③ HSIL、AGC 和 AIS。妊娠期子宫颈细胞学检查结果为 HSIL、AGC 和 AIS 时，推荐转诊阴道镜检查，并在可疑病变部位活检。与非妊娠期不同的是禁止 ECC。

四、妊娠期阴道镜检查

妊娠期阴道镜检查的主要目的在于发现和排除子宫颈癌。阴道镜转诊的指征与非妊娠期相似，主要包括以下几个方面[20,27-29]：①≥25 岁妊娠期女性子宫颈细胞学报告 LSIL。② LSIL 以上的其他任何细胞学异常。③子宫颈肿物或者肉眼可见外观异常或者盆腔检查明显异常。④ 临床或者子宫颈组织学存在瘤变证据。⑤不能解释的非产科因素的阴道出血或者性生活后出血。关于妊娠期阴道镜检查的时间并无严格要求，整个妊娠期都可以进行。因为孕晚期受解剖学改变的影响，子宫颈暴露困难，因此，在妊娠早中期检查较好。ECC 是妊娠期阴道镜检查的禁忌。

妊娠期阴道镜检查的步骤与非妊娠期相同。暴露子宫颈，在醋酸和碘染色的帮助下评估病变，在阴道镜的指示下在可疑病变部位取活检。在妊娠期进行阴道镜检查前应使患者充分知情同意并签字。由于妊娠期女性解剖及生理状态发生变化，以及具有潜在的胎儿风险，因此，建议由有经验的医师进行阴道镜检查。检查医师要熟知妊娠期解剖和生理变化对阴道镜检查的影响，并做好活检与出血处理的准备，推荐采用微型活检钳进行活检。检查结束后应向患者解释检查情况，注意沟通方式，尽量避免增加患者不必要的心理负担。目前没有见到关于阴道镜检查和活检而导致流产或早产的报道，但应向患者交代检查后的注意事项。若患者出血多或有腹痛，应及时到医院就诊。

妊娠期由于激素的影响，柱状上皮外移，鳞 - 状交界部和转化区更容易暴露。另一方面，在妊娠期生理状态发生改变，如盆腔和子宫颈血容量增加，子宫颈增大、充血着色且质地柔软。这些因素会影响对阴道镜图像的判读。另外，阴道壁松弛可能影响子宫颈的暴露，黏液增多也可影响观察。这些都可以造成阴道镜检查的困难。为了避免解剖位置变化对观察所造成的障碍，在患者可接受的前提下，尽量采用更宽而深的窥器进行暴露，或者将安全套套在窥器上以帮助推开两侧阴道壁，从而获得更好的视野。子宫颈黏液通常稠厚、黏性且不透明，可以用棉签帮助推开黏液，从而对子宫颈的各个部分分别进行观察。尽管以上因素明显影响阴道镜检查的进行，但从本质上讲，妊娠期子宫颈病变的表现与非妊娠期并无明显差别。只是因为解剖和生理变化的影响，使图像更为夸张，往往可能导致过度判读 [20,32,33]。在临床工作中可以观察到，随着妊娠的进展，间质蜕膜化可能变得很明显。阴道镜下其表现类似上皮内病变，可见致密酸醋白不透明上皮，表面布满蜘蛛网状的表浅血管。醋酸白蜕膜化区域围绕正常血管而形成环状，被称为"满天星"状。活跃的不成熟化生上皮形成伴有均一镶嵌和点状血管的薄醋酸白区域。这些图像的表现类似低级别病变，在阴道镜下很难鉴别。

　　对于在妊娠早期不能完全窥见转化区的女性，可以在妊娠中期重复检查。此时由于生理因素的影响，鳞 - 状交界部和转化区外移，更方便阴道镜检查。另外，如果怀疑病变延伸至子宫颈管内，可以使用卵圆钳在子宫颈口轻轻协助观察子宫颈管内的情况，但动作务必轻柔。妊娠期禁止行 ECC。

五、妊娠期子宫颈活检

　　没有证据显示与妊娠期女性活检相比非妊娠期进行子宫颈活检具有更高的风险 [35, 36]。由于妊娠期充血和血容量增加等因素，无论患者还是医师均对妊娠期活检存在一定的顾虑 [36, 37]。有学者建议在妊娠中期取活检，以避免活检后流产与自发性流产相混淆，也有学者建议采用刷子取材以代替活检，以减少活检的有创性 [38]。为了预防活检后大量出血，建议除了采用微量活检钳外，活检后可以用棉球压迫更长的时间。如果某些情况下出血持续存在，可以考虑采用止血剂（如孟氏液或硝酸银）止血。此时应注意尽量使用最小的剂量，因为这些物质具有一定的腐蚀性。如果依然有明显的出血或难以控制，可以采用电凝、细针缝合或阴道填纱压迫 [29]。在实际工作中，因活检而大量出血的情况并不多，或许与妊娠期高凝状态有关。

六、妊娠期 CIN 的自然史

　　目前，妊娠期 CIN 极少会展为子宫颈浸润癌的观点已经广为接受。文献报道妊娠期 HSIL 或 CIN2 ~ 3 的自然消退率为 48% ~ 70% [40-43]。分娩方式是否会影响病变的转归依然存有争议。Ahdoot 等报告组织学证实的 HSIL 的女性经阴道分娩后 60% 的病变可自然消退，而剖宫产患者显示无一例消退 [42]。Yost 等却发现 70% 的妊娠期组织学 HSIL

能够自然消退，与分娩方式无关[40]。推测病变的自然消退可能与第二、第三产程以及分娩过程中子宫颈上皮的炎性反应所引起的修复机制有关。另外，生产过程中子宫颈的一过性缺血也可能会对病变的消退造成一定的影响。目前对于子宫颈上皮内病变患者的分娩方式依据产科指征进行，CIN 通常不是选择性剖宫产的指征。

七、妊娠期 CIN 的管理

有研究报告妊娠期 CIN2 和 CIN3 的自然消退率分别为 68% 和 70%，无 CIN 进展为癌的病例[21]。有研究报道，对 28 例孕早期细胞学 HSIL 的女性于产后 6～8 周阴道镜检查并活检[24]，显示 89% 的 HSIL 持续存在，11% 可疑微小浸润。因此，尽管对妊娠期子宫颈 CIN 的管理倾向于更保守，但在临床管理中要强调患者产后复查的重要性。

CSCCP 和 ASCCP 建议[20,27-29]，对于妊娠期组织学诊断的 CIN1 推荐随诊，妊娠期治疗 CIN1 是不可以接受的。当组织学诊断 CIN2、CIN3 或 CIN2～3 而无浸润性癌时，间隔不少于 12 周的再次阴道镜和细胞学检查是可以接受的。若病变表现有进展或细胞学检查可疑癌时，则推荐重复活检。只有当可疑浸润时，才可考虑进行诊断性切除。切除的目的不是对转化区的病变进行治疗，而是识别可疑癌。故而应该严格限定切除的范围，尽可能减少对子宫颈的伤害。即使活检诊断为微小浸润癌，子宫颈锥切也并非必需的，因为子宫颈浸润癌是妊娠期子宫颈接受治疗的唯一指征[11]。具体参见第四章第二节。

八、结语

子宫颈癌是妊娠期女性最常见的恶性肿瘤。妊娠期细胞学异常的发生率与非妊娠期相似。妊娠期 HPV 的检出率与非妊娠期相当。孕前或妊娠期首次检查使女性得以进行机会性子宫颈癌筛查，尤其是从未进行过筛查的女性尤为重要。妊娠期解剖和生理学的改变，使妊娠期细胞学、阴道镜和组织学的判读具有一定的挑战性，建议由有经验的医师进行。妊娠期子宫颈病变进展的比例很低，进展成为子宫颈癌的风险几乎可以忽略。因而对于妊娠期子宫颈癌筛查结果异常以及组织学确诊的癌前病变，均宜采取较非妊娠期更保守的管理方案，只有对那些可疑或者明确浸润癌的女性才进行治疗。

（赵　昀　魏丽惠）

附：CSCCP 关于妊娠合并子宫颈癌管理的专家共识

妊娠合并子宫颈癌是指妊娠期和产后 6 个月内诊断的子宫颈癌。虽然子宫颈癌是妊娠期最常见的恶性肿瘤，但仍属少见。据文献报道，子宫颈癌合并妊娠的发病率为 1/1 200 ~ 1/10 000[44]。

在妊娠期女性的生理功能及免疫系统均处于一种特殊的状态。传统观念认为，一旦确诊妊娠合并子宫颈癌，应尽快终止妊娠并行子宫颈癌治疗。但近年研究发现[44, 45]，妊娠并未加快子宫颈癌前病变和子宫颈癌的进展，尽管在妊娠期发现子宫颈上皮内病变（cervical intraepithelial lesion，CIL），但产后病变进展少见。Fader 等[46] 报告妊娠期组织学确诊的低级别鳞状上皮内病变（LSIL，即 CIN1）中有 86% 的女性产后病变自然消退。妊娠期组织学确诊的高级别鳞状上皮内病变（HSIL，即 CIN2/3）的自然消退率为 48% ~ 70%[47-50]。尚无证据显示妊娠期上皮内病变会影响妊娠患者的临床结局，因此，在对妊娠期子宫颈癌的处理上，并非所有的患者均需要立即终止妊娠并治疗子宫颈癌。有研究显示，对于妊娠 16 周后确诊的子宫颈癌，延迟治疗并未显示出对母体预后有不利影响[51]。近年来也有一些关于妊娠合并子宫颈癌保留胎儿治疗获得成功的报道[45, 52]。美国阴道镜及宫颈病理学会（ASCCP）在 2012 年也制订了妊娠期子宫颈癌筛查的管理[53]。

在我国妊娠合并子宫颈癌的发病情况不容忽视。我国 13 家医院 52 例妊娠期子宫颈癌的资料显示，患者的平均年龄为 33 岁，5 年内从未做过筛查的患者占 53.46%；在妊娠中晚期发现子宫颈癌的患者占 71.15%；子宫颈癌分期（FIGO 2009）ⅠB 期占 55.77%，Ⅱ期及以上占 36.53%[54]。鉴于妊娠期子宫颈癌牵涉母儿健康问题，为了降低并及早发现子宫颈癌，在我国妊娠合并子宫颈癌筛查及处理亟待规范管理。

关于妊娠期女性的子宫颈病变管理流程，在中国优生科学协会阴道镜和宫颈病理学分会（CSCCP）的"中国子宫颈癌筛查及异常管理相关问题专家共识"[55] 中已有介绍。在此基础上，鉴于我国严重的妊娠期子宫颈癌现状，结合文献报道和国外常规，有必要单独提出我国妊娠合并子宫颈癌的管理共识，以指导临床处理。

中华医学会妇科肿瘤学会已制订了子宫颈癌保留生育功能的治疗常规[56]，在此不再重复。

一、妊娠期子宫颈癌筛查与异常结果的管理
（一）妊娠期子宫颈癌的筛查

1. 筛查目的　妊娠期筛查的目的在于发现子宫颈癌。妊娠期间 HSIL 对妊娠及母儿结局并不构成威胁。

2. 筛查建议　建议：①未规范参加子宫颈癌筛查的女性，尤其是从来没有接受过筛查的女性。②恰好需要再

次进行子宫颈癌筛查的女性；在孕前检查或第一次产前检查时[57]应进行子宫颈癌筛查。

3. 筛查方法　妊娠期子宫颈癌的筛查方法同非妊娠期，主要采用以子宫颈细胞学为主的筛查方法。在整个妊娠期进行细胞学检查不会对母儿构成威胁。对于临床症状和体征不能除外子宫颈癌者，应直接转诊阴道镜或直接活检，根据病理学结果确诊。没有阴道镜检查条件者，应转诊至上级医院进一步明确诊断。

（二）妊娠期子宫颈癌筛查结果异常的管理

1. 细胞学异常的管理同非妊娠期　对于细胞学检查结果为不典型鳞状细胞（ASC-US）、低度鳞状上皮内病变（LSIL）、非典型鳞状上皮细胞不除外高度鳞状上皮内病变（ASC-H）、高度鳞状上皮内病变（HSIL）、非典型腺细胞（AGC）、原位腺癌（AIS）及癌的管理分别解释如下，详见图 7-6。

（1）ASC-US：①高危型 HPV 检测：阴性者延迟至产后复查，阳性者转诊阴道镜检查。②直接转诊阴道镜。

（2）LSIL：阴道镜检查。

（3）对于子宫颈细胞学为 ASC-US 或 LSIL，临床无可疑病史和体征者，也可在产后 6 周再行子宫颈癌筛查。初次阴道镜检查评估为 LSIL 或组织学为 LSIL（CIN1）者，建议产后复查。

（4）细胞学为 ASC-H、HSIL 及以上、AGC 及以上者均应转诊阴道镜检查。

2. 妊娠期阴道镜检查

（1）妊娠期转诊阴道镜的适应证为：①病史异常：不能解释的非产科因素的阴道出血或者同房后出血。②体征异常：子宫颈肿物，或者肉眼可见外观异常，或者盆腔检查明显异常，可疑浸润癌时。③筛查异常：HPV 阳性的

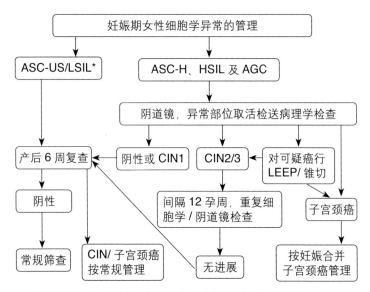

* 如临床无可疑病史和体征，阴道镜检查可推迟至产后 6 周进行；如 HPV 为阳性，可行阴道镜检查；如无浸润癌改变，可以推迟到产后 6 周进行。

图 7-6　妊娠期女性细胞学异常的管理

ASC-US，LSIL(≥25 岁) 及以上鳞状细胞学异常、腺细胞异常者。

（2）妊娠期阴道镜检查的时间：整个妊娠期均可以进行阴道镜检查，以妊娠早期或中期进行阴道镜检查较好。如果在妊娠早期阴道镜检查不能全面识别并评价转化区（即阴道镜检查不充分者）和病变者，可于妊娠 20 周后复查阴道镜。

（3）妊娠期阴道镜检查的注意事项：①患者充分知情同意，并签署同意书。②应由有经验的阴道镜医师完成。③妊娠期禁止行子宫颈管搔刮术。

（4）阴道镜下活检：如可疑高级别病变或子宫颈癌，建议在做好充分止血准备的情况下，在阴道镜的指示下在高度可疑异常部位取活组织送病理学检查。取材点不可过深，不建议多点取活组织。需要并在取材后注意观察出血情况并及时止血。

3. 对于妊娠期筛查结果、阴道镜检查或病理诊断不能除外子宫颈浸润癌时，应及时转诊至上级医院。

（三）妊娠期子宫颈上皮内病变的管理

1. 随诊 参考美国阴道镜和宫颈病理学会（ASCCP）及美国妇产科医师学会（ACOG）的指南推荐，妊娠期的CIN2/3者不需要治疗，直至产后6~8周复查[58]。

（1）组织学 LSIL（CIN1）：妊娠期组织学 LSIL 或阴道镜下印象为 LSIL 未取活检者，建议产后6周复查。

（2）组织学 HSIL（CIN2/3）：排除子宫颈浸润性癌后，间隔12周复查细胞学和阴道镜检查，直至产后6周子宫颈细胞学及阴道镜重新评估。若细胞学可疑浸润癌，或阴道镜下子宫颈局部病变有进展时，推荐重复活检。

2. 子宫颈电环切术（LEEP）/子宫颈冷刀锥切术（CKC） 妊娠期行 LEEP/CKC 的唯一指征是高度怀疑子宫颈浸润癌。环切或锥切的目的是明确是否存在子宫颈癌，而不是对转化区的病变进行治疗[59-61]。应该充分评估手术的必要性，并严格限定切除的范围。无论是哪种手术方式，均存在导致子宫颈出血、流产和早产的风险。术前应与患者及家属充分沟通，知情同意，并做好充分准备后实施手术。

二、妊娠期合并子宫颈癌的管理

（一）对妊娠期确诊为子宫颈癌的评估

妊娠期子宫颈癌的诊断方法同非妊娠期[61]。

1. 对子宫颈癌恶性程度的评估 当组织病理学诊断为子宫颈癌时，应首先从以下几个方面对子宫颈癌的恶性程度进行评估：

（1）组织学类型：通常妊娠期取子宫颈活检的组织少，有时病理科医师难以明确报告组织学类型。如果活检组织病理学检查可以诊断，应由病理科医师尽可能明确报告组织学类型。

（2）临床分期：根据妇科检查，进行 FIGO（2009）分期。

（3）影像学检查（MRI）：MRI 可有助于评估肿瘤大小、间质浸润、阴道、宫旁受侵程度，以及淋巴结转移的情况。美国放射学会[62]提出，到目前为止并未发现在妊娠期任何时间 MRI 暴露会对胎儿的发育造成影响。

（4）肿瘤标志物，即鳞状细胞癌抗体（SCC）检测等。

2. 对妊娠情况的评估

（1）确诊子宫颈癌时的妊娠周数：妊娠早期（≤13周）、妊娠中期（14～27^{+6}周）或妊娠晚期（＞28周）。

（2）评估胎儿情况：主要是对中晚期妊娠全面评估胎儿的情况。当决定保留胎儿时，应对胎儿的生长发育情况做全面评估。

(二) 确定治疗方案时需要考虑的因素

1. 因妊娠期合并子宫颈癌的患者涉及多学科管理，因此，对这类患者的管理和治疗应在有条件和经验的医院进行。

2. 采取多学科管理模式，包括妇科肿瘤、产科、病理学和影像学医师共同管理，结合患者的具体情况，综合子宫颈癌的恶性程度、妊娠周数及胎儿发育情况，采取个体化的管理方案。多学科医师应在妊娠期间严密监测患者的病情发展及产科情况，并随时沟通。

3. 患者及家属对妊娠的期望是非常重要的因素，在决定治疗方案前，应让患者及家属有充分的知情权，结合病情，选择是否保留胎儿。对选择保留胎儿者，在整个妊娠期间应随时告知患者及家属母儿情况，并取得知情同意。

(三) 妊娠期合并子宫颈癌的管理原则

目前对各妊娠期子宫颈癌的治疗尚无成熟方案，根据目前的一些报道，可以参照以下原则：

1. 如不考虑继续妊娠，则与非妊娠期的处理相同 在妊娠期间，各期子宫颈癌均可根据患者及家属的意愿终止妊娠并治疗子宫颈癌。

如在妊娠 20 周前发现 IA2 及以上的子宫颈癌，原则上建议进行终止妊娠手术及子宫颈癌常规手术。

对需要保留生育功能的早期子宫颈癌患者，可以在终止妊娠后行保留生育功能的手术。

2. 对选择继续妊娠者，保留胎儿，多采取个体化处理的原则 2009 年及 2014 年国际妇科肿瘤学会（IGCS）和欧洲妇科肿瘤学会（ESGO）提出了关于保留胎儿的子宫颈癌治疗 [63,64]，对于 IA2 ~ IB1、肿瘤直径 <2cm 以及淋巴结阴性者，可进行单纯的子宫颈切除术或大的锥切，不推荐进行根治性的子宫颈切除术。对于更高级别的子宫颈癌，新辅助化疗（neoadjuvant chemotherapy，NACT）是唯一可以保留胎儿至成熟的方案。

结合我国的现状，由于缺乏足够的技术和经验，建议对妊娠期行腹腔镜下淋巴结切除及子宫颈切除术取慎重态度。根据我国现有的经验，妊娠期子宫颈癌的管理应首先考虑孕妇的安全，同时考虑到胎儿的伦理。

（1）子宫颈癌 IA1 期：采取期待治疗，在妊娠期间严密监测管理，包括重复细胞学和阴道镜检查。如未发现肿瘤进展，可以推迟到产后治疗。由于此种方法存在子宫颈癌进展的风险，需要患者及家属明确的知情同意。

（2）在妊娠 20～30 周，对 IB 期以上的患者，可采用 NACT 2～3 疗程，以促胎儿肺成熟，在妊娠 35～37 周终止妊娠。但如果病情进展，也可提前终止妊娠。文献报道[65,66]，在妊娠中期进行 NACT 可使患者得以完成妊娠，并到产后进行子宫颈癌的手术治疗或放、化疗[67]。

妊娠期的 NACT 推荐以铂类为基础的化疗方案[67]，报道较多的是顺铂（70～75 mg/m^2）+ 紫杉醇（135～175 mg/m^2），每 3 周一次[68]。目前采用的是以铂类为主的化疗方案，尚未发现对新生儿造成损伤[69,70]。

（3）对在妊娠 30 周以上发现子宫颈癌患者，也可以进行 NACT。一般只能进行一个疗程，并且在化疗的最后一个疗程到预计分娩时间之间应有 3 周的间隔，以避免化疗对母儿造成骨髓抑制（出血、感染及贫血）[64]。欧洲肿瘤内科学会（ESMO）推荐[71]，因妊娠 34 周后发生自发早产的可能性大，故不建议在妊娠 33 周后进行NACT 图 7-7。

3. 妊娠合并子宫颈癌的分娩时机及方式　关于分娩时机，IGCS 和 ESGO 关于妊娠合并子宫颈癌 2009 年共识认为[63]，应将分娩推迟至妊娠 35 周以后。2014 年共识[64]认为，对所有患者来说，推荐足月妊娠（≥37 周），但若孕妇状况恶化或需要放射治疗，则可以尽早终止妊娠。关于分娩方式，对妊娠期子宫颈癌患者建议进行剖宫产，并且术中应仔细检查胎盘是否存在转移[64]。

对于妊娠合并子宫颈癌的患者，在终止妊娠并治疗子宫颈癌后，均应按常规进行随访。

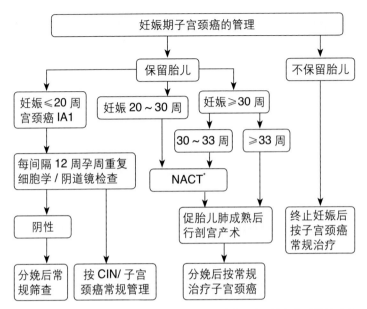

* 如子宫颈癌为 IB1 期以上，NACT 可作为妊娠中期子宫颈癌保留胎儿的治疗选择

图 7-7 妊娠期子宫颈癌的管理

　　引自魏丽惠、赵昀、谢幸等．CSCCP 关于妊娠合并子宫颈癌管理的专家共识，中国妇产科临床杂志．2018，19（2）：186-188.

参考文献

[1] Watson M, Saraiya M, Benard V, et al. Burden of cervical cancer in the United States, 1998—2003. Cancer, 2008, 113(10 Suppl): 2855-2864.

[2] Saslow D, Solomon D, Lawson HW, et al. American Cancer Society, American Society for Colposcopy and Cervical Pathology, and American Society for Clinical Pathology. Screening guidelines for the prevention and early detection of cervical cancer. Am J Clin Pathol, 2012, 137(4): 516-542.

[3] Beachler DC, Tota JE, Silver MI, et al. Trends in cervical cancer incidence in younger US women from 2000 to 2013. Gynecol Oncol, 2017, 144(2): 391-395.

[4] Massad LS, Einstein MH, Huh WK, et al. 2012 updated consensus guidelines for the management of abnormal cervical cancer screening tests and cancer precursors. J Low Genit Tract Dis, 2013, 17(5 Suppl 1): S1-S27.

[5] Bulletins —— Gynecology ACOP ACOG Practice Bulletin no. 109: Cervical cytology screening. Obstet Gynecol, 2009, 114(6): 1409-1420.

[6] Waxman AG. Guidelines for cervical cancer screening: history and scientific rationale. Clin Obstet Gynecol, 2005, 48(1): 77-97.

[7] Moyer VA. Force USPST Screening for Cervical Cancer, U. S. preventive services task force recommendation statement. Ann Intern Med, 2012, 156(12): 880-891.

[8] Katki HA, Schiffman M, Castle PE, et al. Five-year risk of CIN 3+ to guide the management of women aged 21 to 24 years. J Low Genit Tract Dis, 2013, 17(5 Suppl 1): S64-68.

[9] Moore G, Fetterman B, Cox JT, et al. Lessons from practice: risk of CIN 3 or cancer associated with an LSIL or HPV-positive ASC-US screening result in women aged 21 to 24. J Low Genit Tract Dis, 2010, 14(2): 97-102.

[10] Moscicki AB, Hills N, Shiboski S, et al. Risks for incident human papillomavirus infection and low-grade squamous intraepithelial lesion development in young females. JAMA, 2001, 285(23): 2995-3002.

[11] Insinga RP, Glass AG, Rush BB. Diagnoses and outcomes in cervical cancer screening: a population-based study. Am J Obstet Gynecol, 2004, 191(1): 105-113.

[12] Castle PE, Solomon D, Schiffman M, et al. Human papillomavirus type 16 infections and 2-year absolute risk of cervical precancer in women with equivocal or mild cytologic abnormalities. J Natl Cancer Inst, 2005, 97(14): 1066-1071.

[13] Sasieni P, Castanon A, Parkin DM. How many cervical cancers are

prevented by treatment of screen-detected disease in young women? Int J Cancer, 2009, 124(2): 461-464.

[14] Saslow D, Solomon D, Lawson HW, et al. American Cancer Society, American Society for Colposcopy and Cervical Pathology, and American Society for Clinical Pathology. Screening guidelines for the prevention and early detection of cervical cancer. J Low Genit Tract Dis, 2012, 16(3): 175-204.

[15] Moscicki AB, Ma Y, Wibbelsman C, et al. Rate of and risks for regression of cervical intraepithelial neoplasia 2 in adolescents and young women. Obstet Gynecol, 2010, 116(6): 1373-1380.

[16] Dalla Palma P, Giorgi Rossi P, Collina G, et al. The reproducibility of CIN diagnoses among different pathologists: data from histology reviews from a multicenter randomized study. Am J Clin Pathol, 2009, 132(1): 125-132.

[17] Razmpoosh M, Sansregret A, Oligny LL, et al. Assessment of correlation between p16INK4a staining, specific subtype of human papillomavirus, and progression of LSIL/CIN1 lesions: first comparative study. Am J Clin Pathol, 2014, 142(1): 104-110.

[18] Omori M, Hashi A, Nakazawa K, et al. Estimation of prognoses for cervical intraepithelial neoplasia 2 by p16INK4a immunoexpression and high-risk HPV in situ hybridization signal types. Am J Clin Pathol, 2007, 128(2): 208-217.

[19] Pacchiarotti A, Galeotti S, Bellardini P, et al. Impact of p16(INK4a) immunohistochemistry staining on interobserver agreement on the diagnosis of cervical intraepithelial neoplasia. Am J Clin Pathol, 2014, 141(3): 367-373.

[20] Mayeaus J, Thomas C. Modern colposcopy: textbook & atlas. 3rd ed. New York: Wolters Kluwer, 2014.

[21] Morimura Y, Fujimori K, Soeda S, et al. Cervical cytology during pregnancy——comparison with nonpregnant women and management of pregnant women with abnormal cytology. Fukushima J Med Sci, 2002, 48: 27-37.

[22] Insinga RP, Glass AG, Rush BB. Diagnoses and outcomes in cervical cancer screening: a population based study. Am J Obstet Gynecol,

2004, 191: 105-113.

[23] Fife KH, Katz BP, Roush J. Cancer-associated human papillomavirus types are selectively increased in the cervix of women in the first trimester of pregnancy. Am J Obstet Gynecol, 1996, 174: 1487-1452.

[24] Mcintyre-Seltman K, Lesnock JL. Cervical cancer screening in pregnancy. Obstet Gynecol Clin North Am, 2008, 35: 645-658.

[25] Connolly TP, Evans AC. Atypical papanicolaou smear in pregnancy. Clin Med Res, 2005, 3: 13-18.

[26] Coleman CA. Evaluation and management of abnormal cervical cytology during pregnancy. Clin Obstet Gynecol, 2013, 56: 51-54

[27] CSCCP专家委员会. 中国子宫颈癌筛查及异常管理相关问题专家共识. 中国妇产科临床杂志. 2017, 18(2): 190-192.

[28] Wright JR TC, Massad LS, Dunton CJ, et al. 2006 ASCCP-Sponsored Consensus Conference. 2006 consensus guidelines for the management of women with abnormal cervical screening tests. Am J Obstet Gynecol, 2007, 197: 346-355.

[29] Massad LS, Einstein MH, Huh WK, et al. 2012 updated consensus guidelines for the management of abnormal cervical cancer screening tests and cancers precursors. J Low Gen Tract Dis, 2013, 17: S1-S27.

[30] Fader AN, Alward EK, Niederhauser A, et al. Cervical dysplasia in pregnancy: a multi-institutional evaluation. Am J Obstet Gynecol, 2010, 203: 113.

[31] Kaplan KJ, Dainty LA, Dolinsky B, et al. Prognosis and recurrence risk for patients with cervical squamous intraepithelial lesions diagnosed during pregnancy. Cancer, 2004, 102: 228-232.

[32] Economos K, Perez Veridiano N, Delke I, et al. Abnormal cervical cytology in pregnancy: a 17-year experience. Obstet Gynecol, 1993, 81: 915-918.

[33] Benedet JL, Selke PA, Nickerson KG. Colposcopic evaluation of abnormal Papanicolaou smears in pregnancy. Am J Obstet Gynecol, 1987, 157: 932-937.

[34] Michael CW, Esfahani FM. Pregnancy-related changes: a

retrospective review of 278 cervical smears. Diagn Cytopathol, 1997, 17: 99-107.

[35] Baldauf JJ, Dreyfus M, Gao J, et al. Management of pregnant women with abnormal cervical smears. A series of 146 patients. J Gynecol Obstet Biol Reprod, 1996, 25: 582-587.

[36] Morimura Y, Fujimori K, Soeda S, et al. Cervical cytology during pregnancy-comparison with nonpregnant women and management of pregnant women with abnormal cytology. Fukushima J Med Sci, 2002, 48: 27-37.

[37] Uberti-foppa C, Origoni M, Maillard M, et al. Evaluation of the detection of human papillomavirus genotypes in cervical specimens by hybrid capture as screening for precancerous lesions in HIV-positive women. J Med Virol, 1998, 56: 133-137.

[38] Lieberman RW, Henry MR, Laskin WB, et al. Colposcopy in pregnancy: directed brush cytology compared with cervical biopsy. Obstet Gynecol, 1999, 94: 198-203.

[39] Mcintyre Seltman K, Lesnock JL. Cervical cancer screening in pregnancy. Obstet Gynecol Clin North Am, 2008, 35: 645-658.

[40] Yost NP, Santoso JT, Mcintire DD, et al. Postpartum regression rates of antepartum cervical intraepithelial neoplasia II and III lesions. Obstet Gynecol, 1999, 93: 359-362.

[41] Paraskevaidis E, Koliopoulos G, Kalantaridou S, et al. Management and evolution of cervical intraepithelial neoplasia during pregnancy and postpartum. Eur J Obstet Gynecol Reprod Biol, 2002, 104: 67-69.

[42] Ahdoot D, Van Nostrand KM, Nguyen NJ, et al. The effect of route of delivery on regression of abnormal cervical cytologic findings in the postpartum period. Am J Obstet Gynecol, 1998, 178: 1116-1120.

[43] Coppolillo EF, DE Ruda Vega HM, Brizuela J, et al. High-grade cervical neoplasia during pregnancy: diagnosis, management and postpartum findings. Acta Obstet Gynecol Scand, 2013, 92: 293-297.

[44] Nguyen C, Montz FJ, Bristow RE. Management of stage i cervical cancer in pregnancy. Obstetri & Gynecol Survey, 2000,10:633-643.

[45] Amant F, Han SN, Gziri MM, et al. Management of cancer in

pregnancy. Best Pract Res Clin Obstet Gynaecol, 2015, 5:741-753.

[46] Fader AN, Alward EK, Niederhauser A, et al. Cervical dysplasia in pregnancy: a multi-institutional evaluation. Ameri J Obstetr Gynecol, 2010, 2:111-113.

[47] Yost NP, Santoso JT, McIntire DD, et al. Postpartum regression rates of antepartum cervical intraepithelial neoplasia Ⅱ and Ⅲ Lesions. Obstetri Gynecol, 1999, 3:359-362.

[48] Paraskevaidis E, Koliopoulos G, Kalantaridou S, et al. Management and evolution of cervical intraepithelial neoplasia during pregnancy and postpartum. Eur J Obstet Gynecol Reprod Biol, 2002,1:67-69.

[49] Ahdoot D, Van Nostrand KM, Nguyen NJ, et al. The effect of route of delivery on regression of abnormal cervical cytologic findings in the postpartum period. Ameri J Obstetr Gynecol, 1998, 6:1116-1120.

[50] Coppolillo EF, DE Ruda VH, Brizuela J, et al. High-grade cervical neoplasia during pregnancy: diagnosis, management and postpartum findings. Acta Obstet Gynecol Scand, 2013, 3:293-297.

[51] Goncalves CV, Duarte G, Costa JS, et al. Diagnosis and treatment of cervical cancer during pregnancy. Sao Paulo Medi J, 2009, 6:359-365.

[52] Han SN, Verheecke M, Vandenbroucke T, et al. Management of gynecological cancers during pregnancy. Curr Oncol Reports, 2014,12:415.

[53] Massad LS, Einstein MH, Huh WK, et al. 2012 updated consensus guidelines for the management of abnormal cervical cancer screening tests and cancer precursors. Obstetr Gynecol, 2013,4:829-846.

[54] 李明珠, 赵昀, 郭瑞霞, 等. 妊娠期间子宫颈癌52例临床分析. 中国妇产科临床杂志, 2018,19:3-5.

[55] 魏丽惠, 沈丹华, 赵方辉, 等. 中国子宫颈癌筛查及异常管理相关问题专家共识(二). 中国妇产科临床杂志, 2017,03:286-288.

[56] 马丁, 沈铿, 崔恒. 常见妇科恶性肿瘤诊治指南第5版. 人民卫生出版社, 2016. 137-157.

[57] Hunter MI, Monk BJ, Tewari KS. Cervical neoplasia in pregnancy. part 1: screening and management of preinvasive disease. Ameri J

Obstetr Gynecol, 2008,1:3-9.

[58] Ueda Y, Enomoto T, Miyatake T, et al. Postpartum outcome of cervical intraepithelial neoplasia in pregnant women determined by route of delivery. Reproduct Scienc, 2009,11:1034-1039.

[59] Siegler E, Lavie O, Amit A, et al. Should the risk of invasive cancer in pregnancy and the safety of loop electrosurgical excision procedure during the first 15 weeks change our practice? J Low Genit Tract Dis, 2017,4:299-303.

[60] Robova H, Rob L, Pluta M, et al. Squamous intraepithelial lesion-microinvasive carcinoma of the cervix during pregnancy. European J Gynaecol Oncol, 2005,6:611-614.

[61] Balleyguier C, Fournet C, Ben HW, et al. Management of cervical cancer detected during pregnancy: role of magnetic resonance imaging. Clin Imaging, 2013,1:70-76.

[62] Kanal E, Barkovich AJ, Bell C, et al. ACR guidance document for safe mr practices: 2007. AJR Am J Roentgenol, 2007,6:1447-1474.

[63] Amant F, Van Calsteren K, Halaska MJ, et al. Gynecologic cancers in pregnancy: guidelines of an international consensus meeting. Internat J Gynecol Cancer, 2009:S1-S12.

[64] Amant F, Halaska MJ, Fumagalli M, et al. Gynecologic cancers in pregnancy: guidelines of a second international consensus meeting. Internati J Gynecol Cancer, 2014,3:394-403.

[65] 王丹青, 李清丽, 李克敏, 等. 新辅助化疗延期治疗妊娠期子宫颈癌1例报告. 中国实用妇科与产科杂志, 2016,03:284-285.

[66] 李明珠, 赵昀, 李小平, 等. 妊娠合并局部晚期子宫颈癌的治疗与妊娠结局. 中国妇产科临床杂志, 2017,02:180-181.

[67] Ilancheran A. Neoadjuvant chemotherapy in cervical cancer in pregnancy. Best Pract Res Clin Obstet Gynaecol, 2016:102-107.

[68] Zagouri F, Sergentanis TN, Chrysikos D, et al. Platinum derivatives during pregnancy in cervical cancer: a systematic review and meta-analysis. Obstetrics and Gynecology, 2013,2 Pt 1:337-343.

[69] 李明珠, 赵昀, 李明霞, 等. 妊娠合并 I B2期子宫颈癌患者新辅助化疗后顺利分娩一例. 中华妇产科杂志, 2016,9:707.

[70] Amant F, Vandenbroucke T, Verheecke M, et al. Pediatric outcome

after maternal cancer diagnosed during pregnancy. N Engl J Med, 2015,19:1824-1834.

[71] Peccatori FA, Azim HJ, Orecchia R, et al. Cancer, pregnancy and fertility: ESMO clinical practice guidelines for diagnosis, treatment and follow-up. Ann Oncol, 2013:i160-i170.

第八章 外阴、阴道、肛周上皮内病变的诊断与治疗

第一节 外阴鳞状上皮内病变的诊断与治疗

外阴鳞状上皮内病变（squamous intraepithelial lesion，SIL）是指发生于女性外生殖器皮肤黏膜鳞状上皮内的病变主要由高危型人乳头瘤病毒（HPV）感染所致，多见于 40 岁以上女性。外阴 SIL 属于下生殖道 HPV 感染相关疾病，可与阴道、子宫颈或肛门病变共存。高级别外阴鳞状上皮内病变（HSIL）被视为外阴癌的癌前病变，尽管其可能会自行消退，但进展风险不容忽视 [1-2]。此外，就外阴病变而言，一方面，因其浅表、直观而易于发现，另一方面，由于临床上对其不甚熟悉，容易忽视，而且目前缺乏有效的筛查手段，因此，外阴 SIL 相关的问题逐渐增多，成为妇科、皮肤科和病理科医师共同关注的问题。

一、发病情况

在过去的 30 年中，外阴 SIL 的发病率明显升高，HPV 的感染增加是其主要因素，尤其是年轻女性的发病呈明显上升趋势，发病率为 2.8/10 万~3.7/10 万，而且 1973—2004 年每年以 3.5% 的速度增长 [4]。美国的一项大型数据库统计显示，1997—2004 年 VIN 发病率为 5.0/10 万 [5]。我国的资料也显示，1999—2002 年 VIN3 患者的数量明显增加 [6]。其中 HSIL 多见，占 96.5%，分化型 VIN 仅占 3.5%，提示外阴 SIL 的诊断年龄明显降低。据统计，

50 岁以下女性外阴 SIL 的患病数增加了 3～9 倍。年轻患者占 60%～75%[1, 7-8]，诊断的高峰年龄段是 40～49 岁，其次是 55 岁以上[9]。这与年轻女性 HPV 的感染率增加关系密切，特别是与 HPV16 亚型感染有关。此外，随着临床医生对外阴 SIL 认识的深入，既往可能被漏诊的患者得到了及时诊断，这也是导致患病率增加的原因之一。

二、病因

外阴 SIL 主要与高危型 HPV 感染有关。研究显示，外阴 SIL 患者中高危型 HPV DNA 的阳性率为 60%～95%，其中 HPV16 的阳性率可达 64%～93%，尤其是年轻患者[10-12]。一项多中心研究显示，在 587 例 VIN 患者中，86.7% HPV DNA 阳性，其中 91.6% 为单一感染，三种最常见的 HPV 类型依次是 HPV 16（77.3%）、HPV 33（10.6%）和 HPV 18（2.5%）[13]。国内何丽萍[11]报告外阴 HSIL 患者 HPV 的阳性率为 86.67%，多重感染率为 26.67%，合并子宫颈上皮内病变（CIN）者占 23.8%。由于 HPV 具有强烈的嗜上皮性，可引起被感染细胞增生及恶性转化，尤其是 HPV16 DNA 的持续感染及免疫失调，E6 和 E7 被整合到宿主细胞中，导致癌变的发生。此外，研究显示，外阴 HSIL 患者多合并免疫系统异常，包括糖尿病（8.9%）、自身免疫性疾病（3.0%）、HIV（3.0%）及硬化性苔藓或其他外阴炎症性疾病等[14]。与 CIN 相同，HPV 感染后的病变程度取决于感染类型、宿主免疫状态及局部环境因素等。

三、临床表现

外阴 SIL 多发生于 30～59 岁女性[9, 14]。不同的类型可表现不同，其中与高危型 HPV 感染相关者常发生于 50 岁以下的女性，占所有病例的 80%～96.5%[15, 7]。病变具有多灶性及多中心性的特点；与高危型 HPV 感染无关的分化型 VIN 多发生于老年女性，占 3.5%～20%，主要与外阴硬化性苔藓、扁平苔藓或外阴慢性皮肤病有关，且以单病灶为多见。

1. 症状　外阴 SIL 的临床表现缺乏特异性，呈多样性表现。通常无症状，仅 1/3 的患者有症状，且以瘙痒为主，其次可有外阴不适、灼烧感、刺激感、疼痛和（或）出血症状等。

2. 体征　VIN2～3 的临床特征差异也较大，病变颜色和形态表现各异，常呈多颜色改变，从白色、扁平红斑到灰色、深褐色色素沉着等多色斑块、斑点、丘疹或疣状病变。其中白色或色素沉着性病变最为常见，其次是皮肤粗糙、凸起或赘生物，或有溃疡形成。病变大小 0.2～7cm 不等，平均为 1.5cm 左右[14]。

外阴 SIL 可发生于外阴的任何部位，但多见于大小阴唇、会阴体、阴蒂周围、阴阜及阴道前庭、肛周皮肤等处，呈单病灶或多病灶性。多病灶性者较多见，占 40%～80%，多发生于年轻 HPV 感染患者。单病灶者常为阴道口周围隆起、角化的病灶。

来自我国三个研究机构 64 例外阴 HSIL 患者的资料显示，患者的平均年龄为 40.6 岁，其中 64% 为多灶性病变，59% 为多颜色病灶，20% 为多部位病变[16]。典型的 HSIL 多表现为大阴唇和肛周皮肤色素沉着性病灶，临床上可能误诊为痣、疣或皮肤乳头瘤。病灶可融合，延伸至后阴唇系带，并且累及会阴和肛周皮肤。LSIL 也呈多点或多中心发病，常有吸烟史。病变呈斑疹、丘疹或出现过度角化，但复发和恶性转化的风险较低。dVIN 的恶变率高，而且恶变时间短[17]。

此外，由于外阴 SIL 与 HPV 感染的相关性，其常合并多部位病灶，同期或不同期与阴道、子宫颈和肛门病变共存。研究显示，32% 的患者合并肛门、阴道及子宫颈的多部位病灶 [18]。其中年轻患者合并 CIN 较为常见，占 14.81% ~ 56%[14]，高危型 HPV 感染率可高达 100%，且以 HPV 16 为主；而老年患者更多伴有阴道、肛门和尿道周围病变。因此，对外阴 SIL 患者均应行阴道及子宫颈等其他部位的检查，并行病理检查，以免漏掉隐匿性病变。

四、诊断及鉴别诊断

由于外阴 SIL 缺乏特异性的临床表现，许多患者无明显症状，因此不能及时识别及诊断。临床上，妇科检查早期识别，对可疑病灶取活检送病理学检查，以及必要的免疫组化检查，对早期诊断十分必要。

但是，是否对所有的外阴 SIL 进行活检，专家意见有所分歧。美国妇产科医师协会（ACOG）和美国阴道镜及子宫颈病理学会（ASCCP）推荐对于有可见病灶、临床上诊断困难、怀疑有恶变、经常规治疗无效、有不典型血管的病灶，以及病灶近期颜色、边缘或大小发生迅速者均应取活检，尤其是绝经后女性及对常规治疗无效的外生殖疣患者。此外，对持续瘙痒、疼痛但外阴病灶不明显，或者按外阴阴道炎正规治疗后症状持续存在的患者，可行阴道镜检查或者其他放大镜检查。镜检前应使用浸湿 3% ~ 5% 的醋酸棉球外敷病变部位 3 ~ 5min（因角质化皮肤需要的酸化时间延长）后观察。

取材方法一般采取常规取材，必要时可在阴道镜下取材，以提高病变检出的准确性。根据病变范围，在局部浸润麻醉下，进行一点或多点，或部分切除，或沿病变边缘全部切除，以及对突起的白色、色素沉着和溃疡等区域的取材活检。

对于病理鉴别困难或为了解患者的预后，采用免疫组化有助于诊断和分型。目前用于临床的分子标志物主要包括 p16（INK4a）、Ki-67 和 p53 等，正常上皮时常为阴性，HSIL 时 p16 和 Ki-67 呈阳性表达[19]。p16 过表达提示细胞周期和细胞增生异常，非 HPV 相关性 SIL 一般呈阴性；Ki-67 为细胞增生标志物，HSIL 时几乎全层弥漫表达。在 dVIN 的不成熟细胞中，p53 通常为阳性，p53 在 90％以上的基底层细胞呈强阳性表达，至少表达于受累上皮的下 1/3 层，而 p16 一般呈阴性表达[20]。

五、治疗

鉴于外阴 SIL 发展较为缓慢，可发生退变，但也具有一定的潜在进展为癌的可能性和复发性，因此，一旦诊断，需对其进行合适的指导、随访或治疗。治疗的主要目的是缓解症状，预防恶变。治疗前应根据患者的具体情况进行个体化评估。对于年轻的 LSIL 患者，无症状或妊娠时，可定期复查，暂不给予其他治疗，随访中如有异常，应行活检。由于 HSIL 进展的风险较高，一般需要干预治疗。2016 年，ACOG 和 ASCCP 也推荐对所有的外阴 HSIL 女性均进行治疗[21]，尤其是 p16（INK4a）蛋白弥漫阳性，提示病变进展可能性较高。治疗前应仔细询问病史和查体，取活检以除外浸润性癌非常必要。在 HSIL 中，3.2％~22％ 的患者活检后发现隐匿性外阴鳞癌[2, 22]。由于 41.0％~67.5％ 的 HSIL 患者有多部位病灶[23]，应同时排除阴道、子宫颈和肛门病变等。

外阴 HSIL 有多种治疗方法，包括手术治疗、冷冻、激光消融和烧灼，局部应用咪喹莫特、氟尿嘧啶（5-FU），或药物与手术联合应用。治疗方法的选择依赖于病变的分型、病灶大小、病变部位、病变范围、病理类型、患者的年龄、症状、有无并发症、浸润风险、患者的意愿及随访的依从性等。应采用个体化的原则。随着 HSIL 发病的年轻化，患者对保留外生殖器功能的意愿增加，因此更多地需要保守性治疗。

1. 手术治疗　手术切除仍是目前治疗 HSIL 的主要方法。术式包括病灶局部扩大切除、外阴皮肤切除和单纯外阴切除等。鉴于外阴 HSIL 的性质尚为癌前病变，且复发后再次手术的效果好，因此局部扩大切除手术的治疗效果基本满意[23]。鉴于分化型 VIN 患者发生恶变的可能性较大，建议手术切除术治疗。由于手术对于外阴外观、解剖结构及功能可造成一定的影响，因此，对于年轻且排除浸润性病灶的女性，可采用沿病灶边缘切除 + 药物治疗。

2. 药物治疗　Meta 分析显示，如果无局部浸润病灶且有长期随访条件，对于 HSIL，可以根据病变的位置、范围和患者的意愿进行个体化的药物和手术治疗。目前有效的药物治疗包括 5% 氟尿嘧啶软膏、咪喹莫特和西多福韦，其中 5% 咪喹莫特软膏可刺激局部细胞因子生成及细胞免疫反应，抑制血管生成，具有显著的抗肿瘤作用。每周使用 1~3 次，最长 16 周，有效率 26.7% ~100.0%。不良反应包括局部红斑、水肿及溃疡等炎症反应，可影响患者的用药频率，不良反应较严重时不能继续用药[24]。

3. 物理治疗　可用于 HSIL 的物理治疗方法包括冷冻、CO_2 激光、超声空化抽吸术和光动力疗法等。除了选择合适的适应证外，强调治疗前行多点活检以除外浸润癌，并强调治疗后终生随访，以减少浸润癌的发生。鉴于外阴 HSIL 进展相对缓慢，对于治疗完全缓解且随访时没有新发病灶的女性，ACOG 和 ASCCP 推荐在初次治疗后 6 个月和 12 个月后常规随访，此后每年随访。

六、预后

目前尚不完全确定外阴 HSIL 的自然病史，其有一定的恶变潜能及复发性，但多数患者预后良好。年龄 <30 岁，生殖器疣或妊娠相关的 HSIL 可自然消退[1, 21, 25]。有研究显

示，外阴 HSIL 的自然消退率为 1.2%～11.6%，多见于年轻患者，消退时间为 3～30 个月，中位数 9.5 个月[1]，进展为浸润癌的概率为 2%～20%，其中 3%～10% 的 HSIL 和 58% 的 dVIN 可能进展为浸润癌[1, 4]，提示后者的恶变倾向明显高于前者。随着年龄的增加，HSIL 进展为癌的概率增加，进展率为 25%～32.8%，进展时间为 25～50 个月，中位时间为 22.8 个月[7]。进展的危险因素包括年龄、有既往盆腔放疗史和免疫抑制等[1]。

　　尽管 HSIL 进展为浸润癌的风险很低，尤其是年轻患者，但治疗后局部复发常见。据报道，HSIL 患者治疗后的复发率为 9%～51%，其中 66% 的患者为多中心病灶，34% 的患者为单病灶[24]。复发因素主要为多发病灶、切缘阳性（是边缘阴性的 3 倍），其次是高危型 HPV 持续感染，尤其是 HPV 16 阳性、生殖器疣病史与 HSIL 的复发有关[12, 16]。大部分患者仍复发在术后 3 年之内。对 3 322 例术后患者进行的 Meta 分析显示，不同的治疗方法复发率不同。冷冻的复发率最高（56%），其次为激光消融（23%）、病灶切除术（22%）、外阴切除（19%）和局部切除（18%）[2]。研究显示，38% 的外阴 HSIL 患者初次治疗后因复发需行二次治疗，其中 3% 的患者在 10 年内进展至外阴鳞癌[26]。因此，此类患者治疗后定期随访十分重要。

七、预防

　　HPV 疫苗对与 HPV 感染相关的外阴 HSIL 和外阴癌有预防作用。接种二、四价 HPV 疫苗（HPV6、11、16 和 18 型）或九价 HPV 疫苗（HPV6、11、16、18、31、33、45、52 和 58 型）能够有效地降低外阴 HSIL。ACOG 和 ASCCP 推荐用于 11～12 岁的女孩儿。如果目标年龄未接种，至 26 岁前可以补接种。由于吸烟与外阴 HSIL 显著相关，应该建议患者戒烟[21]。

总之，外阴 HSIL 与 HPV 感染密切有关，以多颜色、多灶性，与子宫颈、阴道和肛门病变同时存在为特点。根据临床、组织病理学及新的分类特点，结合 p16、p53 和 Ki-67 免疫组化检测，可以区分不同类型的病灶，以选择更合适的治疗方法。早期识别，及时处理，对于预防外阴癌，保留外生殖器功能，减少对性功能及生活质量的影响尤为重要。

（李静然）

第二节　阴道上皮内病变的诊断与治疗

阴道上皮内病变的发病率远低于子宫颈上皮内病变，估计为 0.2/10 万 ~0.3/10 万，占下生殖道上皮内病变的 0.4%~1%[27]，发病率低可能与既往对阴道上皮内病变的忽视有关。阴道上皮内病变可以为原发病变，也可能是子宫颈上皮内病变多中心发病的结局。大部分阴道上皮内病变患者无明显的临床症状。当阴道细胞学异常但子宫颈检查未发现异常时，才使阴道上皮内病变得以检出，所以阴道上皮内病变的发病率往往被低估了。随着子宫颈病变的筛查诊治增多，阴道病变逐渐增多并被重视。

一、病因及发病

阴道上皮内病变的病因被认为与子宫颈上皮内病变一样是由 HPV 感染所致，可分为三级，根据其潜在发生恶性变的风险不同，而分 LSIL/VaIN 1 及 HSIL/VaIN 2~3，后者是阴道癌的癌前病变。VaIN1 中 HPV 感染率为 98%~100%，VaIN 2~3 中 HPV 感染率为 90%~92.5%[28-29]。但 HPV 感染导致的阴道上皮内病变的危险性显著低于子宫颈上皮内病变，这可能与子宫颈转化区上皮对 HPV 较敏感有关。子宫颈转化区鳞 - 柱状交界部活跃的鳞状上皮化生可能为 HPV 感染致病带来可乘之机。而阴道缺乏活跃的鳞状上皮化生过程，阴道黏膜为非角化的复层鳞状上皮，缺乏腺体，无转化区。据报道，有半数以上的阴道病变与子宫颈病变发生相关，VaIN 的发生常合并有 CIN 或 VIN。有文献报道，65% 的 VaIN 合并有 CIN，10% 的 VaIN 合并有 VIN [30]，甚至大部分阴道上皮内病变是在子宫颈病变治疗后或子宫切除后持续细胞学和 HPV 阳性后才得以诊断阴道上皮内病变的。

二、临床症状

阴道上皮内病变往往缺乏特征性的临床表现，可能有白带增多或者伴有不明显的性交出血或不规则的血性阴道分泌物。这些症状可能不被重视或以阴道炎处理，当出现以下情况时应引起重视并做相关阴道上皮内病变的检查：

1. 细胞学 / 高危型 HPV 持续阳性，但子宫颈光滑，未发现明显病灶。

2. 子宫颈锥切后持续细胞学异常 /HPV 持续阳性。

3. 子宫颈病变子宫切除后持续细胞学异常 /HPV 持续阳性。

4. 不能解释的持续细胞学异常 /HPV 持续阳性。

如出现以上情况，应警惕阴道上皮内病变的可能，并行详细的阴道镜全面检查评估，必须包括全方位的阴道壁检查评估，才能发现阴道壁的病灶所在，病灶常见于阴道侧壁或阴道后穹窿部。

三、诊断

阴道上皮内病变最常见于阴道上 1/3。病灶可以单发

或多发，与子宫颈上皮内病变共存，可能是子宫颈病灶的
延伸，多位于阴道穹窿部。由于阴道上皮内病变没有明显
的临床症状，诊断主要依靠检查，因此，与子宫颈病变筛
查一样，需要通过细胞学、阴道镜和病理检查诊断。当细
胞学异常时详细、全方位地实施阴道镜检查是阴道上皮内
病变得以诊断的关键。阴道镜检查除了观察子宫颈外，还
需要对整个阴道涂以醋酸溶液后观察，并且观察时间比子
宫颈要长，需观察 2 ~ 3min 以上。检查中需要旋转移动窥
阴器，以充分暴露阴道壁。阴道上皮内病变对阴道镜的表
现与子宫颈相同，主要观察醋酸白上皮、点状血管、镶
嵌和碘不着色。进行阴道镜检查时应使用国际阴道镜术语
（表 8-1）。碘试验可指引活检部位的选择，但对于围绝经

表 8-1　2011 年 IFCPC 阴道的临床 / 阴道镜术语

分类	内容
总体评估	充分或不充分，说明原因（如炎症、出血、瘢痕），转化区类型
正常阴道镜所见	鳞状上皮：成熟或萎缩
异常阴道镜所见	（1）总体原则：
	阴道上 1/3 或下 2/3，前壁、后壁或侧壁（右或左）
	（2）1 级（低级别）：薄白色上皮，细点状血管，细镶嵌
	（3）2 级（高级别）：厚白色上皮，粗点状血管，粗镶嵌
	（4）疑有浸润癌：异型血管
	其他标志：脆性血管，表面不规则，外生型病灶，坏死，溃疡，肿瘤或肉眼可见赘生物
	（5）非特异：柱状上皮（腺病）
	（6）卢戈碘溶液染色：染色或不染色，白斑
混杂所见	糜烂（创伤性），湿疣，息肉，囊肿，子宫内膜异位症，炎症，阴道狭窄，先天性转化区

妇女，由于上皮缺乏糖原碘试验，因而常不着色，可表现为阴道弥漫不着色。而阴道病变碘不着色表现为局灶不规则碘不着色分布，应予鉴别。

进行阴道镜检查时对可疑部位应予活检，可通过活检钳获取。活检较困难时，如绝经期女性因阴道萎缩黏膜展平而难以操作，此时可通过移动阴道窥器或利用皮钩，使阴道形成黏膜皱褶。对于绝经后因阴道充血难以检查者，如无使用雌激素的禁忌证，建议局部使用雌激素软膏 2~3 周逆转萎缩的阴道后再行阴道镜检查，可易于发现异常的阴道镜图像。现介绍两例临床案例。

案例 1 患者 41 岁，2 年前因 HSIL 行 LEEP 治疗。一直随访观察，结果为阴性，最近一次宫颈细胞学为 HSIL，高危型 HPV 阳性。阴道镜检查见手术创面愈合良好，子宫颈表面未见异型上皮或异型血管。对阴道充分涂醋酸溶液后，移动窥阴器，在阴道后穹窿处可见增厚、稍微隆起的病灶，表面粗糙，碘不着色，活检病理诊断为高级别阴道上皮内病变（图 8-1、图 8-2 和图 8-3）。

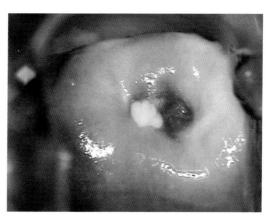

图 8-1 子宫颈表面光滑，LEEP 手术后瘢痕苍白，未见异型上皮和异型血管

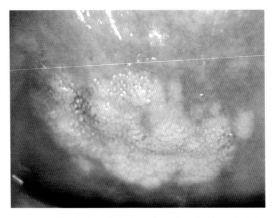

图 8-2　阴道后穹窿的增厚醋酸白上皮，表面粗糙、稍隆起，活检病理为鳞状上皮内高级别病变

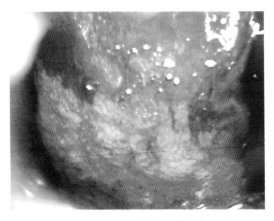

图 8-3　阴道后穹窿病灶涂碘溶液不着色

案例 2　患者 42 岁，持续 2 年反复子宫颈细胞学为 LSIL，高危型 HPV 阳性。患者多年前曾因"宫颈炎"行子宫颈物理治疗。阴道镜检查显示子宫颈表面光滑，为 3 型转化区，于阴道后壁穹窿顶部可见斑驳的醋酸白上皮不规则分布，未见异型血管或上皮，碘不着色，活检病理为低级别阴道上皮内病变（图 8-4、图 8-5）。

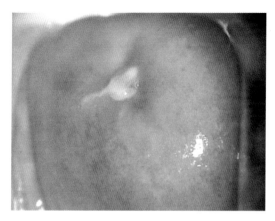

图 8-4 子宫颈为 3 型转化区，未见异型上皮或血管

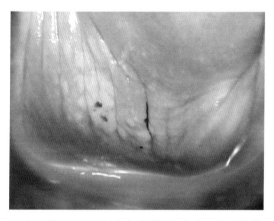

图 8-5 阴道后壁可见不规则分布的醋酸白上皮，边界清楚，未见异型血管，活检病理为低级别鳞状上皮内病变

这两个案例均有子宫颈治疗病史，均由于未发现病灶。临床特征为治疗后子宫颈细胞学及高危型 HPV 阳性，子宫颈表面缺乏异常病灶，经详细阴道镜检查发现阴道内病变，可见子宫颈细胞学或高危型 HPV 阳性。行阴道镜检查时除了观察子宫颈，也要详细、全面地检查阴道壁，才能发现阴道壁的病灶。针对阴道病灶进行物理治疗后细

胞学和 HPV 结果得以转阴。

四、治疗

阴道上皮内病变分为低级别病变和高级别病变，观察研究显示大部分低级别病变可自然消退，对低级别病变可选择随访观察，对高级别病变可给予治疗，主要有以下方法：

1. 随访　对于年轻且病灶范围不大，阴道镜检察示阴道醋酸白上皮模糊浅淡病灶的患者可以随访观察，注重心理辅导，给予生殖道生理卫生指导，并去除感染的危险因素。

2. 消融治疗　对病灶比较明显、边界清楚的阴道病灶可通过消融治疗，如激光和电灼治疗。假如病灶范围比较大，可以分批处理，但要注意保护邻近组织，预防对邻近组织造成副损伤。消融治疗应在局部麻醉下操作。局部麻醉还可以形成组织上皮下水垫，以较少副损伤的可能。如消融治疗范围较大，由于后期的组织渗液炎症反应的可能造成阴道粘连，因此，治疗前需要避免阴道急性炎症，治疗后使用凡士林油纱局部保护创面可减少粘连的发生。进行消融治疗前应有良好的阴道镜评估定位，并涂卢戈碘溶液以指示病灶范围。

3. 切除病灶　对于特殊部位的阴道上皮内病变，可以行局部病灶切除，需要在良好的麻醉下行病灶切除，注意在切除及缝合中预防邻近组织损伤。对于大范围高级别阴道上皮内病变，也可以使用超声吸引刀（cervitron ultrasonic surgical aspirator）超声吸引手术治疗。CUSA 通过超声波快速机械运动破坏组织，再抽吸并移除组织，适用于解剖上难以达到的区域，如阴道上段。此法对周围组织的损伤较小，并可将整层阴道上皮去除。由于上皮去除后暴露皮下基质，呈现充血外貌，因而需要用凡士林油纱覆盖保护和换药护理，以较少创面组织粘连。

4. 药物　目前仍没有效果确切的药物，可供选择的药物主要有米喹莫特软膏和 5-FU 软膏等。5-FU 的治疗原理为干扰 DNA 的合成，抑制细胞分裂。每周 1 次，采用 5% 5-FU 软膏 1～2ml 涂于病灶表面至病变表面脱落。一般需连用 10 周，可取得短期缓解，但复发率较高，且不良反应是可引起严重的外阴阴道炎、创面愈合不良，伴有黏膜不适、烧灼感和溃疡。部分患者可有大量的阴道排液、异常阴道流血、疼痛等。咪喹莫特乳膏是一种免疫调节剂，具有抗病毒及抗肿瘤活性，可通过诱导细胞因子如干扰素、白细胞介素 6 和肿瘤坏死因子的表达，以增强抗病毒活性及刺激细胞免疫反应。可局部涂抹 5% 咪喹莫特软膏，每周 1～3 次，疗程一般最长至 16 周。可出现局部灼热和疼痛，严重者甚至有发热和全身疼痛等不良反应，需要大量喝水甚至应用退热药物对症处理。关于药物的不良反应需要患者知情同意。

五、预后与随访

对于 VaIN 者经任何方法治疗后都应坚持长期随访，采用细胞学和高危 HPV 检测及阴道镜检查评估。采用阴道镜全面检查评估可以发现隐匿于穹窿部的细小病灶，检查过程中需要转动阴道窥器以进行全面观察。醋酸的作用时间需要延长，对可疑病灶需要涂卢戈碘溶液进一步确认。

（钱德英）

第三节　肛周上皮内瘤变的诊断与治疗

肛周上皮内瘤变（anal intraepithelial neoplasia，AIN）

的发生与宫颈上皮内瘤变类似，病因学上与 HPV 感染密切相关，其中 HPV 16 占据主导地位 [1]。

AIN 发生的高危人群主要包括：男性同性恋者（men who have sex with men，MSM），尤其是人类免疫缺陷病毒（HIV）阳性的 MSM 患者、吸烟者，以及免疫功能不全或者免疫功能抑制的患者：如先天性免疫功能不全者，接受肾、肝等器官移植而服用免疫抑制剂的患者，其他危险因素包括慢性刺激如痔疮、皲裂和肛瘘等。虽然肛门性交目前已被确认是 AIN 的高危因素，但大多数患者并无肛交史，其他性活动也会使 HPV 感染肛周肛管 [31-32]。

一、肛周上皮内瘤变的分级

肛周上皮内瘤变可分为低级别 AIN（low-grade AIN，LGAIN）和高级别 AIN（high-grade AIN，HGAIN）。LGAIN 是由低危型或高危型 HPV 感染所致，组织病理学表现为 HPV 感染引起的反应性改变，包括湿疣、轻度不典型增生或 AIN1。一般认为 LGAIN 不会直接进展为癌症，可随访观察。但是，当患者确诊为肛门尖锐湿疣时，应给予治疗以缓解已出现的症状，并采取措施避免传给性伴侣，以减轻患者的心理压力。HGAIN 一般是高危型 HPV 感染所致，包括中重度不典型增生、原位癌、AIN2 和 AIN3 等。肛周皮肤的鲍恩病和鲍恩样丘疹也属于HGAIN。HGAIN 属于癌前病变，应积极治疗，以避免进展为肛管癌或肛门癌。

二、肛周上皮内瘤变的筛查方法

肛门癌的筛查目前并无国家或组织机构公布指南，也无随机临床试验对各种方法的有效性进行验证。鉴于高危人群中 HGAIN 和肛门癌的发病率较高，有必要对高危人群进行筛查。目前肛门癌的筛查和防治与子宫颈癌防治的三阶梯模式相似，沿用子宫颈癌筛查中使用到的脱落细胞学、HPV-DNA 或 HPV-mRNA 检测，采用高分辨率肛门镜（high resolution anoscopy，HRA）检查并在 HRA 引导下进行活检，通过病理明确诊断。

肛门细胞学是 AIN 的筛查方法，但因为生理结构差异，大便的污染使得肛门细胞学的敏感性和特异性较子宫颈细胞学低[32-33]。肛门细胞学的采集应在原用润滑剂之前，检查前 24 h 避免灌肠、冲洗或性交。建议使用自来水润湿的合成聚酯纤维拭子如 Dacron 采集标本。不建议使用有划痕的拭子，因为在采集过程中易折断。也不建议使用棉签，使用棉签的缺点是细胞附在棉花上，不易被转移到载玻片或液基细胞小瓶内。肛门细胞学判读的分类同子宫颈细胞学检查，采用 TBS 判读系统。细胞学结果包括以下种类：未见上皮内病变或恶性改变（NILM）、不能明确意义的非典型鳞状细胞（ASC-US）、不能排除 HSIL 的非典型鳞状细胞（ASC-H）、低度鳞状上皮内病变（LSIL）、高度鳞状上皮内病变（HSIL）和鳞状细胞癌（SCC）。鳞状上皮内病变的细胞学主要表现为成熟鳞状上皮内细胞核大、深染，细胞质丰富。HSIL 细胞核异常比 LSIL 更明显，角化型 HSIL 以细胞质角化为特征。腺细胞异常在肛门细胞学中较少见。高危 HPV 是否常规用于肛门癌筛查或用于细胞学筛查的分流是有争议的，因为在高危人群中，HPV 的感染率本来就高。

除了肛门细胞学检查和 HPV 检测外，肛门评估还包括直肠肛门指检（digital anorectal examination，DARE）。该技术也是肛门癌筛查的重要组成部分。DARE 一般在细胞学采集之后、HRA 之前进行。建议行 DARE 先使用水溶性润滑剂，将戴手套的手指慢慢插入肛门，全面触诊可触及范围内的直肠及肛管四周表面的黏膜，感知是否有疣、肿块和硬结。如触及局部增厚、疼痛或肿块，是可疑早期肛门浸润癌的表现[34]。

AIN 的诊断需要组织学确认，主要是通过 HRA 引导下的活检。HRA 要求的设备比普通阴道镜检查高，建议采用金属或一次性塑料肛门窥器代替阴道窥器，采用微量活检钳（<3mm），以减少出血和感染的风险。HRA 需要比常规阴道镜具有更大的放大倍数，至少要求放大 25 倍，仅放大 10 倍的阴道镜不适合用于 HRA。进行 HRA 检查时，建议采用左侧卧位，肛门时钟与结、直肠惯例一致，肛门后侧为 12 点，与妇科时钟正好相反[31]。

HRA 的术语来源于子宫颈的阴道镜检查术语。与子宫颈转化区相似，肛门鳞 - 柱状交界部是肛门鳞状上皮与结、直肠腺上皮交界的位置，原始鳞 - 柱状交界部位于齿状线附近，生理鳞 - 柱状交界在转化区的近端。肛门鳞状上皮化生是一种正常的过程，远端直肠的柱状上皮被鳞状上皮所取代，化生可分为早期、中期和晚期。HRA 检查的术语包括醋酸白环状腺开口、柱状上皮岛、病变颜色、轮廓、边缘和血管形态等描述，不同于子宫颈的特有术语包括上皮蜂窝和条纹状血管。典型的 LGAIN 表现为醋酸白改变。尖锐湿疣常有轮廓改变，微乳头或乳头中央细环状毛细血管（图 8-6）。尖锐湿疣有脑回状轮廓时类似 HGAIN 的图像特点，需活检进行鉴别。LGAIN 的卢戈碘溶液染色差异很大。HGAIN 表现为平坦或厚重的醋酸白上皮（图 8-7），可有粗大的点状血管和镶嵌。条纹状血管为变异的细点状血管[31]，常见于红外线凝结治疗后，也可见于 AIN。上皮蜂窝可在肛门转化区中看到[32]，是类似蜂窝状的上皮形态，提示鳞状上皮化生活跃或不典型化生或 HGAIN，大多数 HGAIN 为卢戈染色阴性。肉眼较难区分反应性改变和高级别肛管上皮内瘤变，所以应对异常醋酸白色区域进行活检。

进行高分辨率肛门镜检查时，在肛门镜表面涂抹润滑

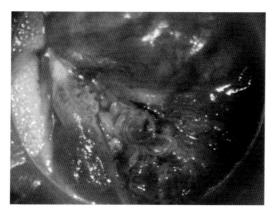

图 8-6 肛管内尖锐湿疣：微乳头伴有乳头中央细环状毛细血管

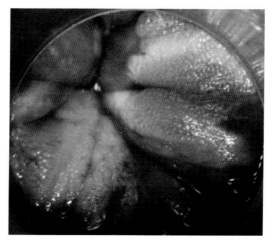

图 8-7 HGAIN：厚的醋酸白上皮

剂或利多卡因凝胶混合物，将带有肛门镜填塞器的肛门窥器插入肛门。移除填塞器，将裹有浸润过醋酸纱布的棉签插入肛门，使醋酸充分浸透肛管上皮 1 ~ 2min。观察时先用低倍 HRA 以获得较大的视野。大视野有助于识别解剖标志。完全插入肛门镜后首先显示的是直肠远端，之后慢慢退出肛门窥器至肛门鳞 - 柱状交界部。当重新定位或取出肛门镜时，需要不断重新调整焦距。肛管的长度因人而异，为 2 ~ 5cm 不等。在有些患者，完全插入肛门镜时即可观察到鳞 - 柱状交界部，在有些患者需要将肛门镜退至肛缘才能观察到鳞 - 柱状交界部。识别到鳞 - 柱状交界部后，使用棉签涂抹醋酸，以观察整个转化区及周边。正常转化区表现为化生的薄白线样，具有更广的腺开口。之后使用更高的放大倍数，以更清楚地观察特定区域。充分的 HRA 需要看到整个鳞 - 柱状交界部和转化区。大多数 HGAIN 出现在肛管转化区，也可以在肛管远端出现，故在取出肛门窥器时，继续移动 HRA 以保持定焦。

除了使用醋酸外，使用卢戈碘溶液也有助于鉴别高级别病变和低级别病变。大多 HGAIN 是碘染阴性。LGAIN 可能碘染色阴性，也可能部分碘染色阳性。但卢戈碘溶液会掩盖之前醋酸确定的病变边缘，因此，故在使用卢戈碘溶液之前，需进行全面的醋酸试验。

继续退出肛门窥器至肛缘。肛缘是远端肛管上皮与肛周皮肤的过度区域。对肛缘的检查可以在肛门镜下或直视下进行，之后在 HRA 下观察肛周。肛周是肛缘周围约 5 cm 的范围，一般放大 10 倍的 HRA 即可观察肛周情况。

综上，完整的 HRA 检查包括全面评估鳞 - 柱状交界部、转化区、远端肛管、肛缘和肛周。充分的 HRA 应完全包括这些区域。如果观察不充分，应记录原因，HRA 不充分的常见原因是黏膜肿胀、大便模糊、尖锐湿疣、痔疮或患者无法耐受检查等。

当出现以下情况时，如指检发现明显的包块、黏膜下致密隆起、有局部触痛的高级别病变、溃疡和硬结等，应警惕肛门癌的发生。应考虑麻醉下给予活检，禁止采用消融治疗。

三、肛周上皮内瘤变的治疗

1. 消融治疗　有多种消融治疗方法可治疗 HGAIN 和湿疣，包括红外线凝固治疗、电烙术、激光和氩气束凝固术 [31,35,36]。目前无比较有效性的临床研究，故消融治疗的方法选择取决于仪器的实用性、医师的经验和培训。

冷冻治疗对于中小面积的肛周病变包括湿疣和 HGAIN 有效。对肛门内的病灶，冷冻治疗因蒸汽妨碍视线，不推荐使用。进行冷冻治疗时，可将浸泡在液氮中的棉签直接施加于病变部位至形成冰球，或使用探头直接将液氮的致冷作用于病变部位。一般需要 3 次冻融循环。冷冻治疗后局部可出现红斑和水疱，并有烧灼感，1~2 周后痊愈。

2. 药物治疗　85% 三氯醋酸对散在、个数少的薄而扁平 HGAIN 病灶治疗有效，而对较厚、大块的湿疣效果不佳。三氯醋酸与冷冻疗法一起使用时效果较好。对患者进行治疗后，可采用其他药物如 5% 咪喹莫特乳膏、0.5% 鬼臼毒素对肛周病灶进行涂抹 [36]。很多患者使用药物后会出现不良反应，包括肛周炎症、红斑、烧灼感、糜烂或疼痛。

3. 手术切除　如果临床需要排除浸润性肿瘤，首选手术切除。如临床发现一个较大、固定的乳头状病变，无湿疣的典型特征，活检为 HGAIN，则此类患者为隐匿性癌的高危患者，应在麻醉下进行足范围的活检或麻醉下切除。如患者有 HGAIN 合并大面积肛周病变，HRA 检查发现溃疡或非典型血管，或局部有压痛，若 HRA 引导下活检病理无癌变，应考虑麻醉下进一步活检。

（陈丽梅　隋　龙）

参考文献

[1] Jones RW, Rowan DM, Stewart AW. Vulvar intraepithelial neoplasia: aspects of the natural history and outcome in 405 women. Obstet Gynecol, 2005, 106(6):1319-1326.

[2] van Seters M, van Beurden M, de Craen AJ. Is the assumed natural history of vulvar intraepithelial neoplasia Ⅲ based on enough evidence? A systematic review of 3322 published patients. Gynecol Oncol, 2005, 97(2):645-651.

[3] 张品南, 夏作利, 郑翔. 外阴上皮内瘤变研究进展. 实用医学杂志, 2012, 28: 3330-3331.

[4] Siegler E, Segev Y, Mackuli L, et al. Vulvar and vaginal cancer, vulvar intraepithelial neoplasia 3 and vaginal intraepithelial neoplasia 3: experience of a referral institute. Isr Med Assoc J, 2016, 18(5):286-289.

[5] Bodelon C, Madeleine MM, Voigt LF, et al. Is the incidence of invasive vulvar cancer increasing in the United States? Cancer Causes Control, 2009, 20(9):1779-1782.

[6] 李华, 章文华, 吴令英, 等. 24例外阴上皮内瘤变Ⅲ级患者的临床分析. 中华肿瘤杂志, 2005, 27(5): 306-308.

[7] van de Nieuwenhof HP, Massuger LF, van der Avoort IA, et al. Vulvar squamous cell carcinoma development after diagnosis of VIN increases with age. Eur J Cancer, 2009, 45(5):851-856.

[8] Joura EA, Lösch A, Haider-Angeler MG, et al. Trends in vulvar neoplasia. Increasing incidence of vulvar intraepithelial neoplasia and squamous cell carcinoma of the vulva in young women. J Reprod Med, 2000, 45(8) :613-615.

[9] Preti M, Scurry J, Marchitelli CE, et al. Vulvar intraepithelial neoplasia. Best Pract Res Clini l Obstet Gynecol, 2014, 28:1051-1062.

[10] Hampl M, Wentzensen N, Vinokurova S, et al. Comprehensive analysis of 130 multientric intraepithclial female lower genital tract lesions by HPV typing and p16 expression profile. Cancer Res Clin Oncol, 2007, 133:235-245.

[11] 何丽萍. 外阴上皮内瘤变与人乳头瘤病毒感染的相关性研究. 东南大学, 2009, 52, (3): 78-79.

[12] Bogani G, Martinelli F, Ditto A, et al. The association of pre-treatment HPV subtypes with recurrence of VIN. Eur J Obstet Gynecol Reprod Biol, 2017, 211:37-41.

[13] de Sanjose S, Alemany L, Ordi J, et al. Maldonado HPV VVAP study group. Worldwide human papillomavirus genotype attribution in over 2000 cases of intraepithelial and invasive lesions of the vulva. Eur J Cancer, 2013, 49:528e35.

[14] Wallbillich JJ, Rhodes HE, Milbourne AM, et al. Vulvar intraepithelial neoplasia (VIN 2/3): Comparing clinical outcomes and evaluating risk factors for recurrence. Gynecol Oncol, 2012, 127:312-315.

[15] Baandrup L, Varbo A, Munk C, et al. In situ and invasive squamous cell carcinoma of the vulva in Denmark 1978e 2007-a nationwide population-based study. Gynecol Oncol, 2011, 122:459.

[16] Li Xiaochuan, Zhu Lan, Gu Yu, et al. A multicenter study of the clinical characteristics of usual-type vulvar intraepithelial neoplasia in China. Int J Gynecol Obstet, 2012, 117 :18-22.

[17] Nugent EK, Brooks RA, Barr CD, et al. Clinical and pathologic features of vulvar intraepithelial neoplasia in premenopausal and postmenopausal women. J Low Genit Tract Dis, 2011, 15(1):15-19.

[18] 胡君, 单学敏, 朱丽荣. 外阴上皮内瘤变研究进展. 中国妇产科临床杂志, 2013, 14(2):186-188.

[19] Hoevenaars BM, van der Avoort IA, de Wilde PC, et al. A panel of p16, MIBl and p53 protein can distinguish between the 2 pathways leading to vulvar squamous cell carcinoma. Int J Cancer, 2008, 123: 2767-2773.

[20] 丁效蕙, 回允中, 卢立军, 等. 外阴上皮内肿瘤形成20例临床病理学观察. 中华病理学杂志, 2012, 41, 382-385.

[21] American College of Obstetricians and Gynecologists' Committee on Gynecologic Practice, American Society for Colposcopy and Cervical Pathology (ASCCP). Committee Opinion No. 675: Management of Vulvar Intraepithelial Neoplasia. Obstet Gynecol,

2016, 128(4):e178-182.

[22] Modesitt SC, Waters AB, Walton L, et al. Vulvar intraepithelial neoplasia Ⅲ: occult cancer and the impact of margin status on recurrence. Obstet Gynecol, 1998, 92: 962-966.

[23] 朱兰, 顾宇. 外阴上皮内瘤变. 中华妇产科杂志, 2009, 44(3):231-233.

[24] Lawrie TA, Nordin A, Chakrabarti M, et al. Medical and surgical interventions for the treatment of usual-type vulval intraepithelial neoplasia. Cochrane Database Syst Rev, 2016, 5(1):CD011837.

[25] Jones RW, Rowan DM. Spontaneous regression of vulvar intraepithelial neoplasia 2-3. Obstet Gynecol, 2000, 96: 470-472.

[26] McNally OM, Mulvany NJ, Pagano R, et al. VIN 3: a clinic opathologic review. Int J Gyneeol Cancer, 2002, 12: 490-495.

[27] Frega A, Sopracordevole F, Assorgi C, et al. Vaginal intraepithe lial neoplasia: a therapeutical dilemma. Anticancer Res, 2013, 33(1): 29-38.

[28] De Vuyst H, Clifford GM, Nascimento MC, et al. Prevalence and type distribution of papillomavirus in carcinoma and intraepithe lial neoplasia of the vulva, vagina, anus: a meta-analysis. Int J Cancer, 2009, 124(7): 1626-1636.

[29] Smith JS, Backes DM, Hoots BE, et al. Human papillomavirus type-distribution in vulvar and vaginal cancers and their associ ated precursors. Obstet Gynecol, 2009, 113(4):917-924.

[30] Jentschke M, Hoffmeister V, Soergel P, et al. Clinical presentation, treatment and outcome of vaginal intraepithelial neoplasia. Arch Gynecol Obstet, 2016, 293(2):415-419.

[31] Mayeaux, Jr, EJ. Thomas Cox. Modern colposcopy textbook & atlas. New York: Lippincott Williams & Wilkins, 2011, 3rd editon.

[32] Leeds IL, Fang SH. Anal cancer and intraepithelial neoplasia screening: A review. World J Gastrointest Surg, 2016, 8(1):41-51.

[33] Roberts JR, Siekas LL, Kaz AM. Anal intraepithelial neoplasia: A review of diagnosis and management. World J Gastrointest Oncol, 2017, 9(2):50-61.

[34] Burgos J, Curran A. Early diagnosis of anal intraepithelial neoplasia

associated with human papillomavirus. What is the best strategy? Enferm Infecc Microbiol Clin, 2016, 34(7):397-399.

[35] Limoges-Gonzalez M, Al-Juburi A. Anal intraepithelial neoplasia. J Clin Gastroenterol, 2017, 51(3):203-207.

[36] Long KC, Menon R, Bastawrous A, et al. Screening, surveillance, and treatment of anal intraepithelial neoplasia. Clin Colon Rectal Surg, 2016, 29(1):57-64.

第九章　重组人乳头瘤病毒疫苗研究进展

人乳头瘤病毒（HPV）感染在女性可导致子宫颈、阴道、外阴和肛门癌，在男性可导致阴茎、口咽和肛门癌及生殖器疣[1]。目前美国 FDA 批准使用的三种 HPV 疫苗包括：四价和九价 HPV 疫苗（Gardasil-4 和 Gardasil-9），被许可用于 9～26 岁的女性和男性，在澳大利亚和加拿大也被批准用于 9～45 岁女性。两价 HPV 疫苗（Cervarix，Glaxo SmithKline，Rixensart，Belgium），被批准用于 9～25 岁的女性，在有些国家也被批准用于 9～45 岁女性[2]。两价、四价和九价 HPV 疫苗均靶向针对 HPV 16 和 18 型，70% 的子宫颈癌与这两种类型有关。四价和九价 HPV 疫苗也能预防 HPV 6 和 11 型引起的肛门生殖器疣。此外，九价 HPV 疫苗还可靶向预防由其他 5 种 HPV 型（HPV 31、33、45、52 和 58）引起的子宫颈癌，对子宫颈癌的预防效果提高近 20%，可以预防大约 90% 的子宫颈癌。四价和九价 HPV 疫苗可用于女性和男性；两价 HPV 疫苗仅被批准用于女性。所有三种疫苗均采用 0、1、6 个月或 0、2、6 个月的免疫程序。2016 年 10 月，在考虑新的临床试验结果后[3]，FDA 也批准九价 HPV 疫苗的 2 针免疫程序可用于 9～14 岁的女孩和男孩[4]。

目前，我国的国家食品药品监督管理总局（CFDA）分别于 2016 年 7 月和 2017 年 5 月批准了两价疫苗和四价疫苗在我国上市（说明书见附 1）。

依据境外临床数据及上市后安全监测情况，以及之前四价 HPV 疫苗获批数据，2018 年 4 月 28 日，CFDA 有条件批准用于预防宫颈癌的九价 HPV 疫苗在我国上市。我国也有自主研发和生产的疫苗，目前正在进行三期临床试验，有待批准。

一、HPV 预防性疫苗的原理

HPV 是 无 包 膜、双 链 的 脱 氧 核 糖 核 酸（deoxyribonucleic acid，DNA）病毒，属于乳头瘤病毒科。HPV 基因由主要衣壳蛋白（L1）和次要衣壳蛋白（L2）两种结构蛋白包被。HPV 感染人体后，机体针对 HPV 衣壳蛋白 L1 和 L2 产生了中和抗体。中和抗体通过自身免疫能消灭 HPV 感染。因此，预防性 HPV 疫苗可以通过重组 DNA 技术表达 L1 蛋白，诱导机体产生中和性抗体，从而预防 HPV 感染。现有的此类疫苗是由病毒衣壳蛋白 L1 或 L1 与 L2 组成，在细胞内可自我组装成病毒样颗粒（virus-like particles，VLPs）。VLPs 具有与完整病毒相同的抗原空间表位，可激发机体的 CD4$^+$ T 细胞介导的体液免疫应答，刺激机体产生高效价保护性中和抗体，从而保护疫苗接受者不被相应的 HPV 病毒感染。由于 VLPs 只含病毒抗原，不含病毒 DNA，因此，在具有免疫原性的同时不会导致病毒感染或诱发癌症，使用安全。

目前四价和九价 HPV 疫苗的表达系统是酵母菌，两价疫苗则采用新型杆状病毒表达系统，在粉纹夜蛾（*Trichoplusiani*）细胞中制备，利用重组杆状病毒系统生产 VLPs，并使用新型佐剂 AS04。我国厦门大学夏宁邵教授研发的两价疫苗（包含 HPV16、18 型）是利用大肠埃希菌表达系统可溶性表达 HPV16、18 型 L1 蛋白，经过纯化和重组装过程，获得 HPV16、18 的 VLPs。以上为灭菌悬液注射剂，在 2～8℃条件下保存。

二、HPV 预防性疫苗的有效性

1. HPV 疫苗的有效性评价   HPV 疫苗的有效性可根据基线血清学状况及 PCR 状况，分析抗 HPV 6/11/16/18 相关疾病的有效性。当血清学和 PCR 均为阴性时，提示从未感染过 HPV；当血清学阳性和 PCR 阴性时，提示既往感染过 HPV；当血清学阴性和 PCR 阳性时，提示正在感染 HPV；当血清学和 PCR 均为阳性时，提示 HPV 持续感染。HPV 疫苗所产生的效力如表 9-1 所示，表明天然 HPV 感染产生的抗体并不能产生长久的完全保护效力，HPV 疫苗的免疫效力却可在再次感染时激活[5]。

2. 两价疫苗的有效性   两项三期大样本临床研究[6-7] 对 HPV 两价疫苗预防 HPV 16、18 型所致 CIN 2~3 的效力进行了评估。分别经过平均 14.8 个月和 6.4 年的随访后发现，疫苗预防 HPV 16 型或 18 型所致 CIN 2~3 的保护效力可达 90%（95% CI，53%~99%）至 100%（95% CI，51%~100%）。

我国对 18~25 岁的年轻女性进行了两价 HPV 疫苗的免疫原性研究，也显示接种后血清中抗体滴度达到有效的免疫原性[8]。另外，在 HPV 疫苗的一至二期、随机双盲临床试验中，接种第三针 HPV 疫苗后平均观察 15 个月，最初 HPV DNA 阴性和血清学阴性的对象，接种 6 个月后针对 HPV16/18 持续感染的免疫效力是 94.2%，对细胞学异常的免疫效力是 93.8%。HPV 疫苗针对 HPV16/18 相关的 CIN1+ 和 CIN2+ 的保护效力均为 100%（疫苗组无 CIN；对照组 4 例 CIN1+，3 例 CIN2+）。在第 7 个月时，至少 99.7% 的基线血清学阴性受试者出现了针对 HPV16/18 的血清学抗体阳性，针对 HPV16 的平均抗体滴度为 6996（6 212~7880）EU/ml，针对 HPV18 的平均抗体滴度为 3 309（6 212~7880）EU/ml。两组的安全性结果相似。研究也证实了以 AS04 为佐剂的 HPV16/18 的两价疫苗是有效、较为安全的，可被中国的年轻女性所接受[9]。

3．四价疫苗的有效性

（1）四价疫苗对 16～26 岁女性的预防有效性：针对四价疫苗，人们在全球 33 个国家进行了多中心的联合试验。研究对象为 20 541 名来自美洲、欧洲及亚洲的 16～26 岁女性。结果表明，四价疫苗对子宫颈癌、癌前病变以及其他生殖道疾病的预防作用可达 99%～100%。对 16～26 岁女性进行了 3～4 年随访研究，进行了 HPV 的血清学检测和子宫颈局部组织 HPV 的 PCR 检测结果显示：对于血清学阳性且 PCR 阴性（即提示既往有 HPV 感染者），保护率为 100%（表 9-1）。对于 PCR 阳性者，即存在感染的 HPV 患者，未发现具有预防效果[10]。

表 9-1　根据基线血清学状况及 PCR 状况，分析抗 HPV 6/11/16/18 相关疾病的有效性

终点	疫苗组病例数 (n=9075)	安慰剂组病例数 (n=9075)	效力	95% CI
血清学阳性且 PCR 阴性 CIN（任何级别）	0	5	100%	（＜0.0, 100%）
CIN2 或以上	0	3	100%	（＜0.0, 100%）
血清学阴性且 PCR 阳性 CIN（任何级别）	70	91	26.5%	（＜0.0, 47.0%）
CIN2 或以上	42	56	27.7%	（＜0.0, 52.7%）
血清学阳性且 PCR 阳性 CIN（任何级别）	94	94	-1.7%	（＜0.0, 24.4%）
CIN2 或以上	75	69	-11.7%	（＜0.0, 20.6%）

数据来源：（STN 125126GARDASIL）HPV 疫苗许可申请临床回顾

（2）四价 HPV 疫苗对 24～45 岁女性的有效性：有学者开展了一项四价 HPV 疫苗在 24～45 岁女性人群中的安全性、免疫原性和有效性的随机、双盲、多中心研究（美洲／欧洲占 27%，拉丁美洲占 42%，亚洲占 31%）。结果显示，在基线血清和子宫颈阴道 HPV 检测均为阴性（提示无 HPV 感染者）、完成 3 剂接种和至少 1 剂接种后访视的人群中，疫苗预防与 HPV6、11、16、18 相关的感染和病变上的有效率为 90.5%；仅预防与 HPV16、18 相关的感染和病变的有效率为 83.1%。无疫苗相关的严重不良事件发生。因此，对于接种时无 HPV 6、11、16 和 18 型感染的 24～45 岁女性，四价预防性 HPV 疫苗是有效并安全的[11]。

一项来自中国的随机、双盲对照研究在 9～15 岁男性（ n =100 ）、9～45 岁女性（ n =500 ）中 1∶1 给予四价疫苗组及安慰剂对照组，所有的疫苗接种者在接受完三剂接种后检测抗体发现，HPV 16、18、6 及 11 亚型产生较高的抗体水平，血清转化率＞96%。疫苗的一般耐受良好，无疫苗相关的严重不良反应。研究表明，四价疫苗对于中国男性和女性的免疫原性较高，在中国人群中可以耐受[12]。

四价 HPV 疫苗对于血清学阳性和 PCR 阴性，即提示既往有感染的 24～45 岁女性随访 4 年，发现疫苗对相应 HPV 持续感染、CIN 或外生殖病变的保护率为 66.9%（ 95%CI: 4.3～90.6 ），提示四价 HPV 疫苗对既往有感染的女性具有一定的保护效力[13]。

4. 九价疫苗的有效性　在世界范围内，九价疫苗可预防与 90% 女性与 HPV 类型相关的子宫颈癌和 80%～95% 男性和女性 HPV 相关的肛门生殖器癌。一项对 14 215 名 16～26 岁女性进行的临床试验显示，九价疫苗对于 HPV 16、18、6 及 11 亚型的免疫原性较好，疫苗组中因其他 5 种类型所致的高级别子宫颈病变减少 96.3%，同时，这 5 种类型 6 个月持续感染降低 96%[14]。

在免疫原性和安全性临床试验中，向已经接受 3 剂四价 HPV 疫苗的女性在 12～36 个月后再次给予 3 剂九价疫苗（0、2 和 6 个月）。在接种 3 剂九价 HPV 疫苗后，超过 98% 的接种疫苗产生了针对其他五种 HPV 类型的抗体。在接种第 1 剂九价疫苗后，并非所有的人群均出现针对其他 5 种亚型的抗体[15]。故免疫实践咨询委员会（Advisory Committee on Immunization Practices）2016 年[16] 推荐对于已经完成两价或四价全部接种的女性，不需要额外再接种九价疫苗。

5. HPV 疫苗的保护时效　研究表明，两价 HPV 疫苗的抗体滴度较四价 HPV 疫苗高，但在随后 10 年的随访中，这两种疫苗对 HPV16、18 相关 CIN2～3 的保护效果并没有区别，并且在 9 年后抗体滴度仍维持在稳定的水平[17]。北欧一项 8～10 年的长期随访研究并未观察到符合方案人群中与 HPV16 或 18 相关的 CIN2+ 的病例，支持 HPV 疫苗具有持续至少 10 年的保护趋势，未检测到外阴和阴道癌症新发病例，表明针对 HPV6/11/16/18 相关的 CIN 和外阴/阴道癌的长期有效性[18]。

三、HPV 预防性疫苗的安全性

HPV 疫苗的安全性也是受到关注的问题。无论是四价还是两价疫苗，都是利用基因重组技术来获得病毒 L1 VLP 抗原。从理论上讲，由于 HPV 疫苗中并无 HPV 的病毒基因组，因此，这种技术的安全性较高。在临床一期和二期实验中，实验组和对照组受试者的依从性相似，显示了预防性 HPV 疫苗的耐受性较好，经长达 8 年的随访研究发现，实验组和对照组在发生不良反应率、严重不良反应率等方面没有明显差别，这进一步证实了 HPV 疫苗的长期安全性。

2009 年在美国共销售了超过 2300 万剂 HPV 疫苗。接种 HPV 疫苗之后疫苗不良事件报告系统（Vaccine Adverse Event Reporting System，VAERS）共收到了 12 424 份不良事件报告，不良事件发生率为 53.9/100 000。在所有的不良事件中晕厥（或昏厥）最为常见（其发生率为 8.2/100 000），尤其在青少年和少年人群中明显，其次还有恶心和头晕。接种部位的局部反应为疼痛和红肿。故 FDA 和 CDC 认为四价 HPV 疫苗是安全、有效的，其获益大于风险 [19]。

我国对四价疫苗的安全性进行了三期临床试验评估（Zhao C，UROGIN 2011），出现的不良事件与国际相同。在疫苗接种后 5 天内注射部位不良事件发生率为 31.5%，主要症状为注射部位疼痛（27.0%）、发红（9.6%）、肿胀（7.3%）、硬结（5.6%）和瘙痒（5.5%），无化脓及坏死等严重事件。疫苗接种后 15 天内，全身不良事件发生率为 47.9%，最常见的不良事件为发热（24.1%），其次为疲劳（13.5%）、头痛（13.4%）、肌痛（11.7%）、恶心（6.1%）、呕吐（5.8%）和咳嗽（5.7%），说明在我国应用 HPV 疫苗是安全的。

四、WHO 关于 HPV 疫苗接种的推荐意见

WHO（2009 年 4 月）提出了应用 HPV 疫苗的意见：①建议具备条件的国家引入 HPV 疫苗常规接种。② HPV 疫苗对未暴露于疫苗相关 HPV 基因型女性的接种效果最佳。③引进 HPV 疫苗时，首先应考虑对主要目标人群——青春期早期女孩中实现较高的接种率。满足条件时，也可对次级目标人群（青春期后期和年轻成年女性）开展 HPV 疫苗接种。④接种疫苗后，仍需要接受子宫颈癌筛查。⑤ HPV 疫苗的引入应作为预防子宫颈癌和其他 HPV 相关疾病策略的一部分。

WHO（2014年10月）又提出两价和四价疫苗均有极佳的安全性和效力，但选择时应基于当地的相关数据、HPV相关的公共卫生问题及批准的疫苗接种的目标人群。接种的主要目标年龄人群是9~13岁女性，次要目标人群为：较大的青少年女性和年轻女性；不推荐将男性HPV疫苗接种列为优先重点，特别是在资源有限的地区。

接种程序为：①15岁以下的女性：间隔时间为6个月的2剂次接种程序（性活跃期之前）。②年满15岁的女性：3剂次接种程序（0、1或2、6个月）。③免疫功能低下者和（或）HIV感染女性，3剂次接种程序（0、1或2、6个月）。④不推荐在接种疫苗前进行HPV或HIV检测，因为HPV感染或既往有HPV感染者也可从中受益。⑤不推荐将HPV疫苗用于妊娠女性，哺乳期女性也可接受疫苗接种。如孕期无意注射了HPV疫苗，无须干预。⑥HPV疫苗也可与其他疫苗（如脑膜炎疫苗和百日咳疫苗）同时应用。尚未证实需要给予加强接种。另外，FDA和CDC不建议26岁以上的人群接种HPV疫苗。主要原因并非这些人群接种HPV疫苗没有作用，而是从成本-效益方面获益是有限的，而且相关的研究数据不充分。今后，随着对HPV疫苗的进一步研究，疫苗的保护年限正在放宽[20]。

2016 ACIP[16]对HPV疫苗接种提出了以下建议：①常规HPV接种应该从11或12岁开始，接种年龄可提前至9岁开始。②对于26岁之前的女性以及21岁的男性，既往未充分接种者，也推荐接种；22~26岁的男性可以接种（同样见于特殊人群和医疗条件下）。③2016 ACIP在2015 ACIP的基础上，增加了关于剂量的推荐，如<15岁，可推荐给予2剂疫苗。第二剂应该在第一剂注射后6~12个月给予（0、6~12个月）。对于≥15岁及以上女性，仍推荐3剂接种，方案为0、1~2、6个月。④对于已经完成两价或四价全部接种，ACIP并无额外再接种九价疫苗

的推荐。⑤如果疫苗接种中断，无须重新开始接种，推荐的接种剂量取决于首次接种的年龄。⑥对于男 - 男性接触者以及变性人群，ACIP 推荐常规接种 HPV 疫苗，以及 26 岁之前未充分接种者。

五、疫苗接种面临的问题

临床试验已经证实，子宫颈癌预防性疫苗是安全、有效的。应用 HPV 疫苗是从根本上阻断 HPV 病毒传播、预防子宫颈癌最有效的预防措施。目前在许多发展中国家，HPV 疫苗接种存在的障碍包括缺乏接种意愿、疫苗价格高、卫生基础设施差、资源有限以及国家在公共卫生资源方面的限制等因素[21]。在 HPV 疫苗的接种方面，除了需要政府表现出强有力的行政投入外，疫苗的成本问题依然是疫苗接种的一个重要障碍。只有解决这一问题，才能提高发展中国家 HPV 疫苗接种的覆盖面。另外，在一些地区，出于文化原因，人们担心免疫接种会鼓励性行为而不愿意年轻女性接种 HPV 疫苗。同样，由于受教育率低，也在某些方面限制了 HPV 疫苗实施的可及性。

由于我国多为独生子女或少子女，在疫苗接种的推动工作中，还需要动员全社会做好宣传和教育。由于目前尚缺乏中国人群 HPV 疫苗接种的资料，还需要在疫苗上市后继续进行临床观察。在应用国外生产的疫苗时，也期待国产疫苗尽快上市，以造福于中国女性。

目前全球 HPV 疫苗上市只有 10 年的时间，我们也只有 HPV 疫苗 10 年的有效性和安全性数据，因此，在今后 HPV 疫苗的应用过程中依然需要对其长期甚至终身的有效性和安全性进行进一步的评价。

附1 中国HPV疫苗使用说明书，摘自"四价人乳头瘤病毒疫苗（酿酒酵母）说明书"

【药品名称】

通用名：四价人乳头瘤病毒疫苗（酿酒酵母）

英　文　名：Recombinant Human Papillomavirus Quadrivalent (Types 6, 11, 16, 18) Vaccine

汉　语　拼　音：Sijia Renrutouliu Bingdu Yimiao (Niangjiu Jiaopmu)

【接种对象】

本品适用于20～45岁的女性。

国外已批准本品用于9～19岁女孩接种，但目前中国的临床数据有限。

尚未证实本品对于已感染疫苗所含HPV型别的人群有预防疾病的效果。

随着年龄增长，暴露于HPV的风险升高，因此建议尽早接种本品。

【作用与用途】

本品适用于预防因高危型人乳头瘤病毒（HPV）16、18型所致的下列疾病（详见【临床试验】）：

- 子宫颈癌。
- 2级、3级子宫颈上皮内瘤变（CIN2/3）和原位腺癌。
- 1级子宫颈上皮内瘤样病变（CIN1）。

国内临床试验尚未证实本品对低危HPV6/11型相关疾病的保护效果。

附2 摘自"双价人乳头瘤病毒吸附疫苗说明书"

【药品名称】

通用名：双价人乳头瘤病毒吸附疫苗

英文名：Human Papillomavirus (Types 16, 18) Vaccine,

Adsorbed

汉语拼音：Shuangjia Renrutouliu Bingdu Xifu Yimiao

【接种对象】

本品推荐用于 9～25 岁的女性。

【作用与用途】

本品适用于预防因高危型人乳头瘤病毒（HPV）16、18 型所致的下列疾病（详见【临床试验】）：

- 子宫颈癌。
- 2 级、3 级子宫颈上皮内瘤变（CIN2/3）和原位腺癌。
- 1 级子宫颈上皮内瘤变（CIN1）。

（李明珠 吴 婷 魏丽惠）

参考文献

[1] Viens LJ, Henley SJ, Watson M, et al. Human papillomavirus-assoccancers—United States, 2008-2012. MMWR Morb Mortal Wkly2016; 65:661-666.

[2] Markowitz LE, Dunne EF, Saraiya M, et al. Human papilloma virus vaccination: recommendations of the Advisory Committee on Immunization Practices (ACIP). MMWR Recomm Rep, 2014, 63.

[3] Iversen O-E, Miranda MJ, Ulied A, et al. Immunogenicity of the 9-valent HPV vaccine using 2-dose regimens in girls and boys vs a 3-dose regimenin women. JAMA, 2016, 316:2411-21.

[4] Food and Drug Administration. Prescribing information [package insert]. Gardasil 9 [human papillomavirus 9-valent vaccine, recombinant]. Silver Spring, MD: US Department of Health and Human Services, Food and Drug Administration; 2016.

[5] Olsson SE, Kjaer SK, Sigurdsson K, et al. Evaluation of quadrivalent HPV 6/11/16/18 vaccine efficacy against cervical and anogenital disease in subjects with serological evidence of prior vaccine type HPV infection. 2009, 5(10):696-704.

[6] Paavonen J et al. HPV PATRICIA study group. Efficacy of a prophylactic adjuvanted bivalent L1virus-like-particle vaccine against infection with human papillomavirus types 16 and 18 in young women: an interim analysis of a phase III double-blind, randomised controlled trial[J]. Lancet, 2007, 369: 2161-2170.

[7] Harper DM et al. Sustained immunogenicity and high efficacy against HPV 16/18 related cervical neoplasia:long-term follow-up through 6.4 years in women vaccinated with Cervarix (GSK's HPV 16/18 AS04 candidate vaccine). Presented at the Annual Meeting on Women's Cancer of the Society for Gynecologic Oncology, Tampa, Florida, USA, 9-12 March, 2008. Abstract in Gynecologic Oncology, 2008, 109-158.

[8] Zhu FC1, Chen W, Hu YM, et al. Efficacy, immunogenicity and safety of the HPV-16/18 AS04-adjuvanted vaccine in healthy Chinese women aged 18-25 years: results from a randomized controlled trial. Int J Cancer. 2014; 135(11): 2612-2622.

[9] Zhao FC, Chen W, Hu YM, et al. Efficacy, immunogenicity and safety of the HPV-16/18 AS04-adjuvanted vaccine in healthy Chinese women aged 18-25 years: results from a randomized controlled trial[J]. Int J Cancer. 2014, 135(11): 2612-2622.

[10] Paavonen J. Future II Study Group.Baseline demographic characteristics of subjects enrolled in international quadrivalent HPV (types 6/11/16/18) vaccine clinical trials[J]. Curr Med Res Opin, 2008, 24: 1623-1634.

[11] uñozN, Ricardo Manalastas, Punee Pitisuttithum, et al. Safety, immunogenicity, and efficacy of quadrivalent human papillomavirus (types 6, 11, 16, 18) recombinant vaccine in women aged 24-45 years: a randomised, double-blind trial[J]. Lancet, 2009, 373: 1949-1957.

[12] Li R1, Li Y, Radley D, et al. Safety and immunogenicity of a vaccine targeting human papillomavirus types 6, 11, 16 and 18: a randomized, double-blind, placebo-controlled trial in Chinese males and females[J]. Vaccine, 2012, 30(28): 4284-4291.

[13] Castellsagué X, Muñoz N, Pitisuttithum P,et al. End-of-study safety, immunogenicity, and efficacy of quadrivalent HPV (types 6, 11, 16, 18) recombinant vaccine in adult women 24-45 years of age. Br J Cancer. 2011, 28; 105(1): 28-37.

[14] Cuzick J. Gardasil 9 joins the fight against cervix cancer. Expert RevVaccines. 2015; 14(8): 1047-1049.

[15] Garland SM, Cheung TH, McNeill S, et al. Safety and immunogenicity of a 9-valent HPV vaccine in females 12-26 years of age who previously received the quadrivalent HPV vaccine. Vaccine 2015; 33: 6855-6864.

[16] MeitesE, KempeA, MarkowitzLE. Use of a 2-Dose Schedule for Human Papillomavirus Vaccination-Updated Recommendations of the Advisory Committee on Immunization Practices. MMWR, 2016, 65(49): 1405-1408.

[17] Einstein MH, Takacs P, Chatterjee A, et al. Comparison of long-term immunogenicity and safety of human papillomavirus (HPV)-16/18 AS04-adjuvanted vaccine and HPV-6/11/16/18 vaccine in healthy women aged 18-45 years: end-of-study analysis of a Phase III randomized trial,Hum Vaccin Immunother[J], 2014, 10(12): 3435-3445.

[18] Kjaer SK et al. Presented at: EUROGIN Congress; February 4–7, 2015; Abstract OC 6-1.

[19] Slade BA, Leidel L, Vellozzi C, et al. Postlicensure Safety Surveillance for Quadrivalent HumanA pillomavirus Recombinant Vaccine[J]. JAMA, 2009, 302: 752-757.

[20] 魏丽惠. 中国迎来HPV疫苗时代. 中国妇产科临床杂志, 2017, 18: 1-2

[21] Affordable vaccines key to scale up HPV vaccination and preventthousands of avoidable cervical cancers. 2016. https://www. iarc. fr/.

第十章　指南解读

第一节　2016 美国妇产科医师学会子宫颈癌筛查指南的解读

一、历史与现状

从 20 世纪 50 年代起，美国开始使用子宫颈细胞学检查方法进行子宫颈癌的筛查。在过去的 60 多年中，子宫颈癌筛查的方法、手段和处理指南都发生了很大的变化。1988 年，美国国家癌症研究院（NCI）在马里兰州 Bethesda 市组织了多个有关学术机构和学会代表共同召开会议，制订了子宫颈和阴道细胞学判读结果的统一命名系统，称之为 Bethesda 系统分类法（TBS）[1]。经过多次改编和修订，TBS 现已被大多数国家采纳和应用[2,3]。1996 年，液基细胞学检查（LBC）方法首次通过美国食品和药品管理局（FDA）的认证，现在 LBC 基本上已取代了传统的巴氏细胞学涂片。2001 年，美国阴道镜和宫颈病理学会（ASCCP）联合其他相关专业学会，发布了 2001 年女性子宫颈细胞学异常结果处理的共识指南。2006 年，此共识指南被讨论和修改，并制订出了 2006 年子宫颈细胞学筛查异常的处理共识指南[4]。

1. 2011 美国最新子宫颈癌筛查指南[5]　2009—2011 年，ACS、ASCCP 和 ASCP 三个学会共同组织邀请专家讨论和修订子宫颈癌筛查指南，由专家组成 6 个工作小组分别讨论了 6 个主要专题：①最佳细胞学筛查间期。② 30 岁及以上女性的筛查策略。③细胞学和 HPV 共同检测结果不一致的临床处理。④何时停止筛查。⑤ HPV 疫苗对未来筛查的影响。⑥分子生物学筛查方法的潜在应用。经过2 年多对大量文献的评估和论证，参加的专家利用推荐评估、发展及评价分级（grade of recommendations assessment developmen and evaluation，GRADE）系统作为制订新指南的主要方法，并将草案公布于 ASCCP 网站上以接受公众的评估和建议。2011 年 11 月 17 至 19 日在美国马里兰州 Rockvill 市召开了新指南研讨会。ACS、ASCCP 和 ASCP 以及 25 个其他学会和学术机构的代表参加了会议。指南的各条内容必须经过超过 2/3 的参会专家和代表投票同意方能被接受。核心写作小组将被接受的筛查方案撰写为指南，分别发表在 3 种专业期刊上。

2. 2012 美国最新子宫颈癌筛查异常女性的临床处理指南[6]　2001 年 9 月，ASCCP 首次通过了"子宫颈细胞学检查异常女性的临床处理指南"。该指南对子宫颈癌筛查结果的临床处理起到了统一化和标准化的作用。根据美国 NCI 资助的未明确诊断意义的不典型鳞状上皮细胞（ASC-US）/ 低度鳞状上皮内病变（LSIL）分类研究（ALTS）的结果，ASCCP 于 2006 年重新修订了指南。新规定了应用 HPV 和细胞学共同检测作为 30 岁以上女性子宫颈癌筛查的方法，并将青少年（年龄 <21 岁）设为特殊人群予以特别对待。2012 子宫颈癌筛查指南对初次筛查的年龄、不同年龄组的筛查方法、最佳细胞学筛查间期和联合筛查（细胞学 +HPV）的应用等都有了新规定，因此，对子宫颈癌筛查结果异常女性的临床处理方案也必须进行相应的修改，由此产生了"2012 ASCCP 子宫颈癌筛查异常及癌前病变的处理指南"。

二、美国 2012 子宫颈癌筛查指南简要

关于开始筛查的年龄，新的筛查指南建议女性在 21

岁时开始初筛[5]，无论初次性交的年龄或其他危险因素，21 岁以下的女性不应该行子宫颈癌筛查。① 21 ~ 29 岁女性的筛查：建议对此年龄组女性每 3 年一次行细胞学筛查，HR-HPV 筛查无论单独应用还是与细胞学共同检测都不应该用于此年龄组女性。② 30 ~ 65 岁女性：对此年龄组女性筛查有两种方案，优先的方案是细胞学和 HR-HPV 共同检测，每 5 年一次。另一种可选择的方案是单独细胞学检查，每 3 年一次。对有常规筛查阴性结果史和过去 20 年无 CIN2 及以上病史的 65 岁以上女性，应停止进行子宫颈癌筛查。

对于细胞学检查结果阴性但 HR-HPV 检测阳性者，指南提供了两种方案，即在 12 个月时重复细胞学和 HR-HPV 共同检测，或者立即行 HPV 基因分型检测（HPV16 及 HPV18）。如果 HPV16 或 HPV16、18 阳性，则应直接行阴道镜检查；如 HPV16 或 HPV16、18 阴性，则应在 12 个月时重复细胞学和 HR-HPV 共同检测。对 HR-HPV 阴性而细胞学检查为 ASC-US 的女性，应根据其相应的年龄进行常规筛查。

对 30 ~ 65 岁女性单独采用 HR-HPV 检测有明显的争议。新的指南建议对 30 ~ 65 岁女性不应单独采用 HR-HPV 检测进行筛查，其不能取代每 3 年一次的细胞学筛查或每 5 年一次的共同检测。对于行子宫全切除术并且无 CIN2 及以上病史的女性，无论年龄如何，应停止阴道癌筛查。新的筛查指南建议，不应该根据 HPV 疫苗接种与否而改变筛查方案。

三、2016 ACOG 指南及简介

2016 年 1 月，美国妇产科医师学会（ACOG）发布了子宫颈癌的筛查和预防实践指南（ACOG Practice Bulletin No.157）[7, 8]，以替代 2012 年 11 月发布的第 131 号实践指

南[9]。ACOG实践指南主要是对妇产科医疗实际工作各领域最新技术及临床治疗信息进行总结。这些实践指南及临床处理建议都是在大量循证医学证据的基础上制订的。在新技术和新方法层出不穷的今天，美国的临床医师和患者现面临着一个更加疑惑的问题，对于子宫颈癌筛查应该采取什么样的方案？HPV检测是否可以代替细胞学筛查？根据不同年龄制订筛查方案时，不同年龄女性的风险 – 获益比该如何平衡？2016 ACOG的157号实践指南非常全面地总结了美国女性子宫颈癌筛查和预防的历史及现状，子宫颈细胞学的应用和发展，细胞学TBS报告修订更新，高危HPV检查及基因分型在子宫颈癌筛查中的应用，细胞学和HPV检查有异常的女性临床处置指南的修订等。我们仅将ACOG 157号实践指南最后建议和结论的总结章节进行介绍。

四、2016 ACOG指南解读

(一) 新版本的主要更新

新版本强调了子宫颈癌筛查和预防推荐方案的改变，包括讨论了单一使用HPV检测的作用、HPV疫苗的药效更新以及修改了HIV阳性女性的癌症筛查指南。

2014年4月，美国食品和药品监督管理局（FDA）批准罗氏HPV检测可用于25岁及以上女性子宫颈癌的初筛，即一线筛查[10]。对于超过65岁的女性，如果既往筛查结果为阴性，可以停止筛查。同时更新了疫苗的使用，包括了九价HPV疫苗的使用指导[11]，九价疫苗可预防HPV16，18和另外5种高危HPV亚型感染。之前完成三针系列的四价HPV疫苗或二价疫苗者不常规推荐再次接种九价HPV疫苗。另外，也更新了HIV感染女性的子宫颈癌筛查策略。筛查应在有性生活时开始，无论HIV病毒的传播方式如何，均应不迟于21岁开始。

对 HIV 感染女性的子宫颈癌筛查应持续终生，而不是到 65 岁就停止。对于小于 30 岁的 HIV 感染者，应在初次诊断 HIV 时进行子宫颈细胞学检查。如果初始细胞学检查结果是正常的，下一次细胞学检查应该在 12 个月内进行。如果连续 3 年的子宫颈细胞学检查结果正常，则应该每 3 年随访子宫颈细胞学检查等。不推荐对年龄小于 30 岁的 HIV 阳性女性行联合筛查。30 岁以上的 HIV 阳性女性可行单独细胞学检查或联合筛查。单独细胞学检查，如果连续 3 年每年的检查结果是正常的，可以每 3 年随访复查；如联合筛查结果为细胞学正常和 HPV 阴性，则可以 3 年内做下一次子宫颈癌筛查；如联合筛查为细胞学阴性而 HPV 阳性，则按普通人群处理；如细胞学结果是 LSIL 或更高级别病变，则建议行阴道镜检查；如细胞学是 ASC-US，HPV 阳性，则建议行阴道镜检查；如果 HPV 检测结果无效，则建议在 6 ~ 12 个月重复子宫颈细胞学检查，如结果仍是 ASC-US 或更高级别的病变，则建议行阴道镜检查。

（二）筛查的起止年龄、间歇时间以及筛查方法

子宫颈癌的筛查应从 21 岁开始。不管女性第一次性生活发生在什么年龄或有其他行为相关的危险因素，对于小于 21 岁的女性不做筛查[12]。当然，HIV 感染女性除外。对于年轻女性的 HPV 感染，绝大多数人都可以在 1 ~ 2 年内依靠自身免疫系统清除病毒而不引起瘤变[13-15]。对 21 ~ 29 岁女性，应行单独细胞学检查，每 3 年筛查一次。对于 30 ~ 65 岁女性，推荐每 5 年做细胞学与 HPV 联合检查，每 3 年一次单独行细胞学检查也是可行的[16]（表 10-1）。

对于既往筛查足够阴性且没有 CIN2 或更高级别病变的患者，65 岁以后应停止各种形式的筛查。所谓既往筛查结果足够阴性是指在过去 10 年间，连续 3 次细胞学阴

表 10-1　2016 ACOG 子宫颈癌筛查指南简介

女性人群	筛查方法的建议	说明
21 岁以下	不筛查	
21 ~ 29 岁	每 3 年一次单独细胞学检查	
30 ~ 65 岁	每 5 年一次细胞学检查和 HPV 联合检测（优选） 每 3 年一次单独细胞学检查（可选）	不推荐单独 HPV 检测
65 岁以上	既往多次筛查足够阴性，则无须筛查	既往有 CIN2、CIN3 或 AIS，当病变自然消退或者经适当的治疗，应继续与年龄段相符的常规筛查，至少进行 20 年
全子宫切除术后	无须筛查	适用于没有子宫颈，且过去 20 年内未曾有 CIN2/CIN3、AIS 和子宫颈癌病史者
接受 HPV 疫苗者	依照各年龄段的建议（与未接种疫苗的女性相同）	

性，或 2 次联合筛查阴性而且最近的一次检查是在 5 年之内。有 CIN2、CIN3 和 AIS 病史的女性，即使超过了 65 岁，也应该在 CIN2、CIN3 和 AIS 自然消退或妥善治疗后持续筛查 20 年。对于已行全子宫切除，且既往没有 CIN2 或更高级别病变的女性，应停止常规的细胞学检查和 HPV 检测，并且没有任何理由重新开始。

有以下高危因素的女性，可能需要比常规筛查指南推荐的筛查更频繁：HIV 感染，免疫缺陷，有子宫内己烯雌酚暴露，既往因 CIN2、CIN3 或癌而治疗过。

（三）HPV 单独检测筛查

2015 年，ASCCP 和 SGO 的一些学者发表了临时指南，使用 FDA 批准的 HPV 单独检测筛查可用于 25 岁以上女性子宫颈癌的初筛，HPV 初筛可以替代当前的细胞学检查[10]。如果使用初始 HPV 检测，应按 ASCCP 和 SGO 的临时指南执行[17]。对于 25 岁之前的女性不做 HPV 检测，可做单独的细胞学检查。初始 HPV 筛查结果为阴性者应不短于每 3 年进行重新筛查。对高危型 HPV 检测阳性者，应进行 HPV16 和 HPV18 的基因分型。如果 HPV16/18 阳性，则行阴道镜检查。如 HPV16/18 阴性，而其他高危型 HPV 阳性，则建议行细胞学检查，如细胞学检查结果为阴性，则患者应在 1 年内进行随访检测。虽然在临时指南中没有明确提出，但有很重要的几点：①对于既往筛查结果为阴性的女性，在 65 岁时可以停止筛查。②对于没有子宫颈的女性不用行初始的 HPV 检测。③对于 HPV 初筛阳性，但 HPV16/18 阴性和细胞学检查阴性的女性，虽然临时指南并未说明用何种方法随访，但认为联合筛查是合理的。④对于 HIV 阳性或免疫功能低下的女性没有明确的使用方法指导。

（四）联合筛查结果异常的处理

联合检查中细胞学 ASC-US 和 HPV 阴性女性发展成 CIN3 的风险很低，但仍略微高于联合筛查阴性的女性，推荐 3 年内行联合筛查，该建议也是对 2011 年 ACS、ASCCP 和 ASCP 子宫颈细胞学筛查指南的修订。原指南对这些女性推荐常规筛查（5 年联合筛查）[18]。

对于 30 岁及以上的女性，如联合筛查中细胞学检查阴性，HPV 阳性，可在 12 个月内重复联合筛查。如果重复的细胞学检查为 ASC-US 或以上，或 HPV 仍为阳性，则应建议患者行阴道镜检查。否则，患者应在 3 年内行联合筛查。细胞学水平的诊断评估应该执行之前推荐的 2012 ASCCP 修正的异常子宫颈癌筛查结果的管理指南对 LSIL 及任何异常病变（ASC-US 或更高）的处理。或者立即行

HPV16 和 HPV18 的 HPV 分型检测。如果 HPV16 和（或）HPV18 阳性，应直接行阴道镜检查。如果这两种 HPV 亚型检测阴性，应在 12 个月内重复联合筛查，对其结果的处理参照 2012 ASCCP 修正的异常子宫颈癌筛查结果的管理指南。

（五）HPV 疫苗与子宫颈癌筛查

已经证实 FDA 批准的 3 种疫苗对预防 HPV 的感染是有效的：二价疫苗、四价疫苗以及 2014 年批准的九价疫苗。九价疫苗能涵盖另外 7 种高危型 HPV 亚型所致的感染。疾病控制预防中心的疫苗接种咨询委员会（ACIP）和 ACOG 推荐女性注射疫苗可至 26 岁。对已经完成三针系列的四价 HPV 疫苗或二价疫苗女性不常规推荐再次接种九价 HPV 疫苗。如果某个女性已开始了 HPV 疫苗的接种，那么可以继续完成任何这个系列的 HPV 疫苗产品。因此，鉴于 HPV 疫苗的高度保护作用与未接种疫苗的女性感染病毒的风险，符合条件的女性都应该接种现有的任何疫苗，而不应该推迟接种特定类型的疫苗。ACIP 和 ACOG 建议允许接种疫苗到 26 岁，尽管此时许多女性可能已经感染了病毒，而导致疫苗的功效大大地降低了。

（六）ACOG 指南要点总结 [7, 8]

1. ACOG 根据良好及一致性科学证据（A 级）提出了下述建议及结论：

（1）女性应从 21 岁起开始进行子宫颈癌筛查，无论患者的性接触或其他行为相关的高危因素开始于哪个年龄，只要小于 21 岁就不应接受筛查，除非是感染了人类免疫缺陷病毒。

（2）21 ~ 29 岁的女性只采取单独子宫颈细胞学筛查，每 3 年一次。30 岁以下的女性不要进行联合筛查，也不必每年进行筛查。

（3）30~65岁的女性优选细胞学加HPV检测的联合筛查，每5年进行一次。每3年进行一次细胞学筛查也是可以接受的。不必每年进行筛查。

（4）液基细胞学及传统细胞学涂片法对于筛查来说都是可以接受的。

（5）对于此前筛查结果明确阴性且无CIN2或更高级别病变病史的女性，65岁以后应停止所有方式的筛查。此前筛查结果吸确阴性是指细胞学结果连续3次阴性，或者最近10年内2次连续的联合筛查结果阴性，而且最近一次筛查应在5年内。

（6）对于行子宫全切术（无子宫颈）且无CIN2或更高级别病变病史的女性，应停止进行常规细胞学筛查及HPV检测，而且无须因任何原因重新开始筛查。

（7）具有下列危险因素的女性可能需要做比指南规定的常规筛查的频率更频繁的子宫颈癌筛查：HIV感染女性；免疫功能低下女性（如实体器官移植受体女性）；出生前有过己烯雌酚接触者；曾经治疗过的CIN2、CIN3或有子宫颈癌病史者。

2. ACOG根据有限及缺乏一致的科学证据（B级）提出下述建议：

（1）具有CIN2、CIN3或原位腺癌病史的女性应从自发消退或恰当治疗后连续筛查满20年，即使超过65岁也应筛查。

（2）对于有子宫全切术的女性，如果过去20年内有CIN2或更高级别病变或子宫颈癌的病史，应连续进行筛查。每3年进行一次单独细胞学筛查连续20年的方案似乎对这组女性也是合理的。

（3）对于25岁及以上的女性，采用FDA批准的以HPV筛查为主的方式可以代替目前的以细胞学为主的子宫颈癌筛查方案。然而，在目前的大多数学会的指南中，单独细胞学筛查或联合筛查仍为首选推荐方案。如果应用HPV单独筛查为主的方式，则应遵循ASCCP及SGO的临时指南。

（4）对于细胞学结果为ASC-US且HPV检测阴性的女性，不管是在联合筛查，还是ASC-US反馈性HPV检测，发生CIN3的风险都比较低，但相比联合筛查结果为双阴性的女性来说风险稍高，因此建议第3年进行一次联合检查。

（5）在30岁及以上的女性中，联合检测结果细胞学为阴性、HPV阳性者应按照下述两种方案之一进行：方案一是12个月后重复进行联合检测。如果复查细胞学结果为ASC-US及以上异常或HPV检测仍为阳性，则应进行阴道镜检查。否则第3年进行一次联合筛查。方案二是可以立即行HPV基因分型检测查HPV16及HPV18感染情况。两种HPV基因型任一阳性者应直接进行阴道镜检查。两种HPV型均阴性者应在12个月后进行联合筛查，根据相应的结果，按照2012年ASCCP修正的子宫颈癌筛查结果异常处理指南进行临床处理。

3. ACOG主要根据共识及专家意见（C级）为主，提出下述建议：接种过HPV疫苗者的筛查指南与未接种疫苗者的相同。

由上述资料可以看出，ACOG 157号实践指南与2012年ACS、ASCCP和ASCP子宫颈癌筛查指南几乎完全一致：以细胞学筛查为主，反馈性高危HPV检查（ASC-US），对30~65岁的女性推荐细胞学/HPV检测的联合筛查。但提出对于25岁及以上的女性，也可以考虑用2014年FDA批准的HPV单独的筛查方法【根据有限及欠一致的科学证据（B级）提出】。

美国各种指南建议是供临床医生参照，在实际工作中，临床医生会根据患者的具体情况做出判断。即使根据良好及一致性科学证据（A 级）提出下述建议，人们也可能存有异议，例如细胞学和 HPV 检查都有假阴性结果的可能，那么双筛查阴性间隔期 5 年是否太长。现在还没有真正的临床资料来支持 5 年间隔期是安全的。现在临床上很少有医生和患者推荐和采用 5 年的间隔期行子宫颈癌筛查。在临床上，过去几年中美国 30 岁及以上女性联合筛查（细胞学 /HPV 检查）所占的比例明显增加。一些研究表明联合筛查占筛查女性的 30% 左右。总体说来，由于细胞学检查间隔相对延长（以前每年一次），近几年美国细胞学检查数量总体明显下降。由于联合筛查的比例增加，HPV 检查的数量也相应增加。虽然 2014 年美国 FDA 批准可以将 HPV 单独检测应用于子宫颈癌筛查，但到目前为止仅极少数女性做单独 HPV 检测。当然，随着时间的推移，以及新的科学证据的出现，人们的观念也可能发生改变。

（赵澄泉 杨怀涛）

第二节 英国子宫颈癌筛查和
阴道镜管理指南的解读

英国从 20 世纪 60 年代中期已经开始子宫颈细胞学筛查，自 1988 年实行由全民健康服务体系（NHS）主导的全民子宫颈筛查，成立了全民健康服务体系子宫颈筛查项目（National Health Service Cerrvical Screening Programme，NHSCSP），通过以细胞学为主的子宫颈筛查，使英格兰子宫颈癌的发病及死亡率分别从 1988 年的 16.2/10 万和 6.4/10

万，降到 2008 年的 8.3/10 万和 2.2/10 万，新发病例从 1988 年的 4132 例降到 2008 年的 2369 例[19, 20]。这主要得益于广覆盖全民筛查和筛查质量控制，在筛查项目实施过程中有比较明确的管理指南，包括细胞学质控、筛查女性的召回制度、转介阴道镜检查要求和筛查异常的干预处理路径，对子宫颈癌的防治起到重要作用。英国 NHS 在 2004 年发布了首版《阴道镜检查和子宫颈筛查项目管理》指南[21]，2010 年 5 月修改并发布了第 2 版指南，2016 年 3 月发布了指南的第 3 版。新版指南最大的亮点是在子宫颈筛查中明确引入高危型 HPV 检测，从而引致筛查策略、筛查方案、筛查间隔、阴道镜转诊条件及随访观察等一系列的改变。

一、筛查方案和筛查策略

英国 NHSCSP 依据女性年龄列出了不同的筛查间隔，见表 10-2。

表 10-2　NHSCPS 提出的不同年龄女性的筛查间隔

年龄组（岁）	筛查频率
<24.5	不用筛查
24.5	首次筛查时间（确保可以在 25 岁生日前进行第一次筛查）
25 ~ 49	每 3 年 1 次
50 ~ 64	每 5 年 1 次
≥65	近期筛查结果异常的女性需要筛查，50 岁以后未进行足够筛查的女性可能需要筛查

这一筛查年龄及筛查频率是基于对筛查历史的分析。长期以来，关于常规子宫颈筛查的最适起始年龄已成为讨论的议题。2003 年，子宫颈癌筛查咨询委员会（ACCS）建议健康机构将子宫颈筛查起始年龄从 20 岁提高到 25 岁[22]。2009 年 3 月，ACCS 举办了专门会议，回顾了年

轻女性行子宫颈筛查的获益和风险的相关证据。会议通过投票决定筛查起始年龄仍为 25 岁，国际癌症研究机构（International Agency for Research on Cancer，IARC）同样建议 25 岁以下的女性不应该进行子宫颈筛查[23]。

充分的证据表明，对 20 ~ 24 的女性进行筛查导致检测出大量的细胞学异常。在这些细胞学异常的女性中大部分病变会自然消退，从而造成大量的阴道镜转诊及后续的治疗。对 25 岁以下女性行子宫颈筛查获益很少或没有获益。对于有良好筛查记录的女性，如 50 岁时已有连续 3 次的阴性结果，则在 65 岁时终止筛查可能是安全的。

目前 NHSCSP 的标准筛查方案是液基细胞学。过往英国一直使用子宫颈巴氏涂片检查，英国国家临床技术研究所（National Institute for Clinic Excellence，NICE）的一份 2003 年综述指出，液基细胞学是替代巴氏涂片更具有经济效益的方法，在不降低特异性的前提下可提高检测敏感度，并且减少不满意检测报告的数量[24]。英国从 2004 年开始使用液基细胞学检查，2007 年几乎完全使用液基细胞学检查，细胞学不满意率从 2005 年的 9.0% 下降到 2011 年 2.7% 的低水平。

对于 HPV 检测，在英国首先于 2001 年进行了一项先导试验，对有交界性或低级别细胞学病变的女性采用高危型 HPV 分流，使有病变者得到快速诊断，减少了重复细胞学取样，但出现短暂的阴道镜转诊率上升（48%）[25]。从 2007 年开始了 6 个哨点监测，对常规筛查的 25 ~ 64 岁女性所有细胞学低级别病变样本行高危型 HPV 检测，评估 HPV 在分流和治疗后随访监测中的价值。研究证实了高危型 HPV 检测的高阴性预测值，可明显减少重复细胞学检查的数量，根据先导试验和哨点监测的研究结果，英格兰已在全区范围内推广 HPV 分流和治疗后检测随访的应用。考虑到 HPV 作为初筛的进一步应用，继临床试验之后，高危型 HPV 筛查正在英格兰 6 个哨点监测中进行，用以评估该方式如何与筛查项目融为一体。

二、阴道镜管理和转诊

NHSCSP 有癌症候诊和转诊标准。当筛查女性被发现异常筛查结果时，按照转诊标准转介相关医疗部门进行进一步诊治。

表 10-3   转诊 / 候诊时间标准

细胞学 /HPV	NHSCSP 转诊约见医生的标准
连续 3 次取样不足	6 周内约见阴道镜医生
交界性改变 / 高危型 HPV 阳性	6 周内约见阴道镜医生
低级别病变 / 高危型 HPV 阳性	6 周内约见阴道镜医生
高级别病变（中度）	2 周内约见阴道镜医生
高级别病变（重度）	2 周内约见阴道镜医生
可疑浸润性鳞状细胞癌	2 周内约见阴道镜医生
可疑浸润性鳞状细胞癌 子宫颈管来源细胞 → NHSCSP 内部转诊	2 周内约见阴道镜医生
其他部位来源细胞 → NHSCSP 外部转诊	2 周内约见妇科医生
异常子宫颈（NHSCSP 之外）	2 周内约见妇科医生
有症状的（NHSCSP 之外）	2 周内约见妇科医生

规范的转诊标准和轮候时间保证了患者能够得到足够的医疗服务，转诊时限是按子宫颈细胞学异常程度的轻重缓急给予安排，体现了医疗的可及性和公平性。这种方式既能保证足够的医疗服务，又不至于浪费医疗资源，使患者能够在需要的情况下得到专科医生的及时处理，是三级医疗转诊服务的良好体现。

阴道镜检查属于诊断性检查，筛查项目要求阴道镜诊所应该具有良好的质量标准，每个阴道镜团队应有一名领导者，其职责是保证良好操作及流程的监控，以使所有的子宫颈筛查项目能满足质量标准。阴道镜诊所需要配备足够的医生及护士人员，所有的阴道镜医生都应通过 BSCCP 及皇家妇产科学院（Royal College of Obstetricians and Gynaecologists，RCOG）的考核认证。并且需要每 3 年重新认证，以维持阴道镜医生的专业技能，并确保他们可完成足够的病例。护士也需要培训，负责保证临床检查的顺利进行，协助做好患者子宫颈取样、活检及治疗的准备工作。

英国 NHS 规定阴道镜团队应有工作会议制度，至少每 3 个月安排一次，讨论临床策略及审核过往病例，通过多学科同行评议了解是否存在任何质量标准的临床缺陷。工作会议需要对浸润性子宫颈癌进行回顾性审核，了解为何在子宫颈筛查存在的情况下还会出现子宫颈癌，发现筛查项目需要修正之处，以降低浸润性子宫颈癌的发生率，审核包括此前 5 年内任何阴道镜检查以及阴道镜转诊情况。多学科合作对组织学、细胞学和阴道镜检查结果异常的患者制订管理计划，有利于提高患者的整体管理水平。这种多学科的工作会议制度值得我们参考借鉴，是保证子宫颈筛查管理的重要环节。

三、阴道镜诊断标准

NHS 指出阴道镜检查应有规范、统一的标准。所有的阴道镜检查前应有子宫颈细胞学检查结果，这有利于阴道镜对高级别病变的识别，细胞学和阴道镜检查联合应用可提高诊断高级别病变的敏感度。进行阴道镜检查时应记录以下内容，并建议使用 IFCPC 的阴道镜专用术语：①转诊原因（100%）。②细胞学异常级别（100%）。③检查是否充分——因为在充分的检查中整个子宫颈必须清晰可见（100%）。④病变是否向阴道或子宫颈管延伸。⑤任何病变的阴道镜特征。⑥阴道镜图像的病变级别。⑦子宫颈转化区的类型，如1型、2型或3型。⑧阴道镜下活检的部位。

对于阴道镜检查中的活检或不活检应该说清楚理由，应在病变最严重的部位取活检，而点活检也存在其局限性。为了预防漏诊浸润性病变，出现下面情况时建议行切除性活检：

（1）大部分子宫颈阴道部被高级别病变覆盖。

（2）阴道镜下为低级别病变，而细胞学结果为高级别或以上。

（3）病变延伸至子宫颈管时，应切除足够范围的子宫颈组织，包括子宫颈管内的全部病变。

充分的阴道镜检查对诊断高级别病变的阳性预测值应不低于65%。一项系统性回顾调查显示CIN3的阴道镜检查阳性预测值是78%，而随着CIN的严重性降低，阳性预测值也随之下降[26]。阴道镜检查受主观因素的影响，子宫颈浸润癌和（或）高级别CIN通常被认为是可重复的终点，可用于评估子宫颈筛查的准确性。病变的大小与CIN的严重程度呈正相关，对高级别病变的阴道镜诊断准确性也与病变的范围大小呈正相关[27]。

在决定是否需要治疗时（特别是考虑是否行破坏性治疗时），细胞学和阴道镜检查的结果与直接活检的结果同等重要[28, 29]。所有活检包括直接活检或切除，提供的组织应＞90%能适合病理组织学评估。在进行破坏性治疗前所有的患者都应有组织学诊断。

四、子宫颈上皮内病变的治疗

子宫颈上皮内病变的治疗主要有消融治疗和切除性治疗。

消融技术只适用于：①整个转化区皆可见（100%）。②无腺上皮异常的证据（100%）。③无浸润性病变的证据

（100%）。④细胞学和组织学结果间没有重大差异。

所有的女性在接受破坏性治疗前必须有确定的组织学诊断（100%）。需要对细胞学、阴道镜检查和定点活检病理结果进行评估并能排除癌浸润，才可行破坏性治疗。对破坏性治疗后发生浸润性疾病的回顾性研究提示，在治疗前未能排除浸润性癌是最重要的因素[30, 31]。

对于子宫颈切除性手术，NHS 指出至少 80% 的患者应取得完整、独立的标本。如标本破碎，将增加组织病理评估的难度。如存在微小浸润病变，可能无法在破碎的标本中定位或确定镜下是否完全切除。切除的目的是去除所有的异常上皮、考虑到子宫颈不同类型转化区病灶位置的特点，不同类型转化区需要切除的深度 / 长度有所区别。①Ⅰ型子宫颈转化区：病灶主要位于子宫颈阴道部，切除应该超过 7 mm 的深度 / 长度的组织（95%），但在生育年龄的女性中应＜10 mm。②Ⅱ型子宫颈转化区：根据子宫颈管内鳞 - 柱状交界部的位置，应切除 10 ～ 15 mm 的深度 / 长度的组织。③Ⅲ型子宫颈转化区：病灶位于子宫颈管内，应切除 15 ～ 25 mm 的深度 / 长度的组织。

切除深度将影响其后的妊娠结局，如环形切除深度＞10 mm 将增加早产风险。在一项研究中，如环形切除深度超过 12 mm，早产风险将增加 3 倍[32]。在 NHSCSP 中的一项近期的病例对照研究中，切除 10 ～ 14 mm 后发生早产的绝对风险为 8%，切除深度 / 长度超过 20 mm 后风险上升至 18%[33]。CIN 3 病变累及切缘侧面或深部（或切缘状态不确定）的患者复发率较高，需要考虑再次切除，但在以下情况并不需要常规行再次切除术：①无腺上皮异常的证据。②无浸润性病变的证据。③患者年龄小于 50 岁。对年龄超过 50 岁的女性，若发现 CIN 3 病变累及切缘侧面或深部，或细胞学、高危型 HPV 分型及阴道镜检查结果不满意，都应再次切除，以获得阴性切缘。

对于 FIGO 临床分期 Ia1 的微小浸润鳞状细胞癌，在下列情况下可采用局部切除治疗：①切缘无 CIN 及浸润性病变。②妇科癌症中心的病理学家和医学专家已复核过组织学病理。如果切除浸润性病灶后发现 CIN 病变累及切缘，那么应再次手术，以确认 CIN 已完整切除并排除进一步的浸润性病变。即使是原计划行子宫切除术的患者也应再次切除，以排除需行根治性手术的隐匿浸润性病灶。

所有需要治疗的女性必须签署知情同意书和治疗前阴道镜评估，治疗过程应有文字记录。要求治疗过程的麻醉比例应≥80%，组织学证据证实 CIN2/3 或 CGIN 的女性首诊治疗率必须≥90%，高级别 CIN 女性在活检病理报告 4 周内得到治疗的比例应≥90%。

通过子宫颈细胞学筛查可检测子宫颈腺上皮异常，虽然阴道镜对于腺上皮病变的诊断缺乏敏感性[34]，阴道镜的阴性预测值（12.5%）和敏感性（9.8%）均较差。但阴道镜评估仍至关重要。已经注意到腺上皮异常时阴道镜下可见鳞-柱状交界部绒毛状融合、醋酸白试验阳性和腺上皮病变特征性的血管及表面结构[34]。阴道镜检查证实 50% 的患者伴随 CIN 病变，阴道镜检查有助于确定合适的治疗方法与活检部位。阴道镜下的点活检对诊断腺上皮病变的灵敏度较低[35]，并且不能用于准确诊断，难以排除是否存在浸润性疾病。子宫颈管搔刮（ECC）被推荐用于评估非典型腺上皮细胞学异常，然而，ECC 对 CGIN 诊断的敏感性低，且假阴性率波动于 59%~78%。

建议将子宫颈病灶切除术作为对所有高级别非典型腺上皮细胞（如 AGC 至倾向瘤变）的初始治疗，对于年轻和（或）有强烈生育愿望且阴道镜下可见完整鳞-柱状交界部的女性，应行子宫颈圆柱形切除术。切除范围包括整个转化区和鳞-柱状交界部以上至少 1 cm 的子宫颈管。对于年龄较大或阴道镜下鳞-柱状交界部不可见的女性，应行

子宫颈圆柱形切除，切除范围应包括整个可见的转化区和
20～25 mm 长的子宫颈管。如病变被完整切除，仍应密切
随访观察。对于高级别非典型腺上皮细胞且已排除子宫颈
病变的女性，应该考虑进行子宫内膜活检和（或）盆腔影
像学检查。

　　在下列情况下可考虑行单纯子宫切除术：①无生育
要求。②充分的切除后切缘为阳性。③锥切治疗后存在
高级别细胞学异常。④患者不愿意接受保守治疗。⑤因
某些原因无法进行充分的细胞学检查，如子宫颈管狭窄。
⑥患者存在行子宫切除术的其他临床适应证。⑦已排除
浸润性疾病。

　　治疗后的女性比普通人群患子宫颈癌的风险高 2～5
倍以上，这可能与随访依从性差有关。建议子宫颈手术后
6 个月行子宫颈细胞学及高危型 HPV 检测。阴性者未来 2
年罹患 CIN2+ 级的风险低于 0.5%[36]。如随访阳性，则需
阴道镜再次评估。

　　如妊娠期子宫颈细胞学异常，应行阴道镜检查评估；
若阴道镜下可疑为浸润癌，应活检以明确诊断。对妊娠期
已行阴道镜检查，示存在异常子宫颈细胞学或活检证实
CIN 病变的女性，在产后进行评估是必要的。

　　2016 年版的阴道镜和子宫颈筛查管理指南主要针对引
入 HPV 检测后子宫颈筛查间隔和分流策略的改变，使患者
能在较短的时间内得以明确诊断，缩短轮候时间，子宫颈
病变治疗后加入 HPV 作为随访，可使随访间隔延长。HPV
在子宫颈筛查是在完成了相应的临床研究并在经济卫生学
成本 - 效益和安全性的前提下，在 NHS 的指导下不断完善
实施。虽然不同的国家在子宫颈筛查和阴道镜管理上不尽
相同，但完善的筛查管理和质量控制值得我们借鉴学习。

（钱德英）

第三节　2017 年 ASCCP 美国阴道镜标准的解读

　　美国阴道镜和宫颈病理学会（ASCCP）关于阴道镜检查标准的系列文章发表于 2017 年 10 月刊出的下生殖道疾病杂志。这是基于循证医学证据的一个综合性标准，填补了 ASCCP 子宫颈癌防治相关指导性文件中关于阴道镜检查及应用方面的空白，架起了 ASCCP 关于子宫颈癌筛查结果异常管理与组织学确诊的上皮内病变管理指南之间的桥梁。该标准一经推出，立刻引起了国内外专业人士的热议。本文就该指南标准进行相关解读。

　　ASCCP 阴道镜检查标准的系列文章由 ASCCP 委员会领导组成的专家工作组完成。这些文章复习了大量已发表的文献，并对未发表的数据进行了系统性回顾和荟萃分析。此外，还对美国现有的阴道镜医师及阴道镜临床实践情况进行了调研和评估，从而提出建议并广泛征求意见，最终形成由五个部分组成的系列文章，包括"美国子宫颈癌预防阴道镜检查实践中基于证据的共识推荐""ASCCP 阴道镜检查标准：阴道镜检查的作用、获益、潜在的危害和阴道镜实践术语""ASCCP 阴道镜检查标准：基于风险的阴道镜实践""ASCCP 阴道镜标准：我们如何进行阴道镜检查？建立阴道镜标准的意义""ASCCP 阴道镜标准：对于美国提高阴道镜检查质量的建议"。内容涉及阴道镜检查术语、基于风险的阴道镜活检、阴道镜操作以及辅助阴道镜检查的方法。该标准得到了美国妇产科学会（ACOG)、美国健康学会（American Social Health Association，ACHA)、美国性健康学会（American Sexual

Health Association, ASHA)、美国临床病理学会（ASCP）、生殖健康专业协会（Association of Reproductive Health Professionals, ARHP)、女性健康执业护士（NPWH）和妇科肿瘤学会（SGO)[37-42] 的认可。

一、背景

ASCCP 阴道镜标准的提出，是基于美国子宫颈癌筛查正在进行的一个重要变化。20 世纪 30 年代，子宫颈癌是美国女性中最常见的肿瘤死亡原因。但 2016 年美国 SEER 数据显示，无论发病率或死亡率，女性恶性肿瘤的前十位中均不再包括子宫颈癌。子宫颈癌 HPV 疫苗上市十年，其所产生的对 HPV 相关疾病，尤其是对子宫颈癌防治的影响正在逐步呈现。子宫颈癌筛查方法已由单一的细胞学到 HPV 辅助细胞学检查，直至 2014 年美国批准 HPV 检测可以用于子宫颈癌初筛，经历了从形态学到分子生物学、从主观判读到客观检测、从特异性高到敏感性高的变化。ASCCP 于 2001 年颁布了第一个子宫颈癌筛查及异常管理共识指南，正是基于循证医学证据，确定哪些需要转诊阴道镜，哪些需要重复阴道镜检查。面对疾病和检测方法的变化，这些管理指南不断更新，但始终没有对居于子宫颈癌防治中心桥梁作用的阴道镜检查提出相关的建议[43,44]。

ASCCP 指南的制订是基于阴道镜检查是一种标准化的操作，所有的操作都是按照统一的操作进行的，但现实并非如此。大量的临床实践使医生对于阴道镜检查的局限性有了更全面的认识。即便是设计良好的研究，无论是准确性还是可重复性，阴道镜检查都没有像我们所想象得那么完美。在美国，临床工作中有多种人员在进行阴道镜操作，包括有经验的执业医师、家庭医师、妇科医师、妇科肿瘤医师，甚至一些内科医师和病理科医师。这些医务人员每年或每月所进行的阴道镜操作数量千差万别。他们所受到的培训和临床实践情况也有相当大的不同。有些人只是在住院医阶段接受过培训，而有些人则接受过基础和高级的阴道镜教程，是 ASCCP 会员，多次参加会议并不断更新知识，还有些人参加了 ASCCP 的师资培训。所有这些都会影响到阴道镜检查的质量，进而造成对疾病诊治管理的影响。目前美国还没有单一的健康保健支付体系，缺乏全国性的筛查或癌前病变注册体系，美国各地都需要阴道镜检查服务，很难像英国一样将阴道镜检查限制在只有经过特别培训和考核的人员来进行阴道镜检查。针对如上背景，临床迫切需要推出实践建议以规范和提高临床技能，包括尽可能使用标准化程序进行阴道镜检查，应根据患者风险的不同对阴道镜操作进行一些调整，使用标准化的方式记录阴道镜操作，形成全国认可的可以作为参考基准的阴道镜检查标准，以确保为广大女性提供有质量保证的阴道镜检查 [37-42]。

从事阴道镜检查的专家们认识到，有三个因素影响到了美国阴道镜检查的临床实践。第一为缺乏标准化的术语。由于阴道镜检查缺乏标准化的描述性术语，而使阴道镜检查所见的报告和记录缺乏一致性，困扰着后续的临床工作，进而造成难以评价整体的阴道镜检查情况。以 IFCPC 的术语为基本框架，工作组提出了适用于美国的阴道镜检查术语。第二为缺乏对于阴道镜临床实践操作的具体建议。尽管很多教科书有这方面的内容和描述，但针对临床实践究竟如何做，不同教科书之间、不同专家之间的意见并不相同 [45-47]。由于 ASCCP 的临床管理指南是基于风险分层管理的，对于转诊阴道镜的患者，其潜在癌前病变的风险不同，阴道镜检查的具体操作也应基于个体的风险而有所调整。在实际工作中真正的癌前病变（CIN3）患者只是大量阴道镜检查中所发现的相对少数的病例，更多的检查并没有检出需要治疗的癌前病变，因此，要正确认识阴道镜检查的获益和危害，形成对临床实践具有可行性的建议非常重要。第三是美国缺乏阴道镜检查的质量保证措施[37,38]。

在以上背景下，工作组的目标是以阴道镜在子宫颈癌预防中的作用为核心点，基于证据和专家共识，建立适用于美国医疗的阴道镜检查标准。该标准应尽可能简单而明确，具有广泛的可及性，适用于现阶段的美国医疗机构，同时也尽可能地与国际标准相一致。制订标准时应提出初级和高级要求，作为未来不断进行改善的阴道镜标准的基础。按照上述目标，工作分4组进行。

二、ASCCP（2017）阴道镜检查标准的内容
（一）阴道镜检查的意义和阴道镜术语

第一工作组负责明确阴道镜检查的作用、获益及潜在的危害，并提出阴道镜术语[38,39]。阴道镜检查是使用特定的放大设备，利用阴道镜实时观察和评估子宫颈和阴道上段的情况，尤其是转化区。重点强调阴道镜对于子宫颈癌筛查的作用，目的在于发现CIN和浸润癌。阴道镜检查的指征包括：①异常或者不确定的子宫颈癌筛查结果。②症状或体征可疑宫颈癌。③有CIN或浸润癌的相关病史随诊中。阴道镜检查的获益之处在于：①发现上皮内瘤变并选择合适的治疗方法。②高质量的阴道镜检查有利于对部分患者实施"即查即治"（see and treat），节省开支并减少多次就诊可能造成的患者流失。③阴道镜检查所见有利于对部分子宫颈病变实施更为保守的处理，以减少过度治疗。阴道镜检查的潜在危害包括患者检查后的不适、疼痛感和出血，并具有一定的医疗费用。同时，也可能引起患者的焦虑感或心理压力。

据此，第一工作组提出以下推荐：①关于阴道镜检查的总体评估，应评价子宫颈的可见性以及鳞-柱状交界部

的可见性。对于不能全部可见的子宫颈，应指明原因。②对于使用醋酸后是否存在任何程度的醋酸白改变，如淡的、薄的、厚的均应指出。③阴道镜下如见到以下图像判读为阴道镜所见正常：原始鳞状上皮（无论是成熟还是萎缩上皮）、柱状上皮（包括异位/外翻）、化生鳞状上皮、纳氏囊肿、腺体开口、妊娠期蜕膜化改变、黏膜下分支状血管（如子宫颈纳囊时的血管表现）。④阴道镜下如见到病变存在，则判读为阴道镜所见异常，这时应指出病变部位，与鳞-柱状交界部的关系，位于几点位置（按照时钟刻度），病变是否全部可见，是否存在卫星病灶并且指出与鳞-柱状交界部的距离，以及病变占据子宫颈几个象限，占全部转化区的百分比。对于阴道镜所见异常，根据图像特点判读为低级别、高级别和可疑癌。低级别病变的特点通常表现为：醋酸白薄/通透性好，褪去速度快；血管形态呈现为细小镶嵌或细小点状血管；边界不规则/地图样；轮廓呈现为湿疣/隆起/乳头状或扁平状。高级别病变的特点通常表现为：醋酸白厚/致密，快速出现/持续时间长；袖口状腺体开口；病变表面红白相间状；血管形态表现为粗大镶嵌或粗大点状血管；病变边界整齐锐利，或在醋酸白内部可见边界征（醋酸白内部可见更致密的醋酸白改变），脊样隆起，边缘易于剥脱；病变轮廓表现为扁平，或融合乳头状。可疑浸润癌时，病变可有非典型血管，表面不规则状，或呈外生型病变，可有坏死和溃疡，可见肿瘤或瘤样增生，有时可疑的病变并无醋酸白改变。还有一些异常病变表现为非特异性，难以判断病变程度，如白斑、糜烂、接触性出血或组织脆弱。对于碘染色的结果为：染色，或部分染色，或不着色，也不能完全据此确定病变程度，应结合涂醋酸后上皮的改变进行判读。⑤如阴道镜下观察见到息肉（子宫颈表面或子宫颈管）、炎症、子宫颈口粘连、先天性转化区、先天性解剖异常、治疗后改变（瘢痕），这些既不属于正常，也不能归为阴道镜所见异常，归属为其他类别管理。⑥阴道镜检查后的印象按正常／良性、低级别、高级别和癌进行判读。⑦一个全面的阴道镜检查应注意观察以下内容：子宫颈的可见性（全部／不能全部可见）；鳞-柱状交界部的可见性（全部／不能全部可见）；有无醋酸白上皮；病变以醋酸白上皮或是其他形式表现；病变的部位；病变的大小；血管的表现；病变的其他特点（从颜色、轮廓、边界和碘染色等方面进行观察），最终形成阴道镜判读印象。⑧阴道镜检查的最低要求标准包括：鳞-柱状交界部的可见性（全部／不能全部可见）；应用醋酸后是否有醋酸白改变（有／无）；病变表现为醋酸白或其他形式（有／无）；阴道镜印象是什么（正常／良性；低级别；高级别；癌）。

如前面所述，ASCCP 提出的阴道镜标准尽可能与国际标准相一致。对比可见，2017 年 ASCCP 的子宫颈阴道镜术语与 2011 年 IFCPC 子宫颈的阴道镜术语基本一致，主要不同点体现在以下五个方面：①在总体评估子宫颈的可见性上，ASCCP 采用全部或不能全部可见进行描述，而 IFCPC 采用充分或不能充分暴露子宫颈进行描述。②对于鳞-柱状交界部的可见性，ASCCP 采用全部或不能全部可见进行描述，而 IFCPC 采用完全可见／部分可见／不可见。③ ASCCP 术语不再对转化区类型进行分类，IFCPC 则将转化区分为 1、2、3 型。④ ASCCP 术语中对于上皮内病变，采用低级别和高级别进行描述，IFCPC 采用 1 级病变（次要病变）及 2 级病变（主要病变）进行描述。⑤ ASCCP 没有对子宫颈的切除类型进行分类，IFCPC 根据转化区的类型，将子宫颈切除分为 1、2、3 种类型。由此可见，ASCCP 尽可能使用描述性语言来描述事实所见，而避免使用满意／不满意（satisfaction/unsatisfaction）、充分／不充分（adequate/inadequate）等这种评价性的语言。

（二）基于风险分层的阴道镜检查

第二工作组围绕基于风险分层的阴道镜检查开展工作[38,40]。转诊阴道镜检查的女性罹患 CIN3+ 的潜在风险跨度非常大。大量研究显示筛查和分流结果处于低风险，且阴道镜印象完全正常时，女性罹患子宫颈癌前病变的风险极低。基于循证医学证据和同等风险同等管理的原则，对于细胞学 HSIL 且阴道镜印象为高级别，或 HPV16 阳性且阴道镜印象为高级别的女性，其存在子宫颈癌前病变的风险大于细胞学 HSIL 的风险，而细胞学 HSIL 大多数情况下都会存在 CIN2+ 的病变，直接进行诊断性子宫颈切除术是可以接受的，故对以上两种情况直接进行治疗也是可以接受的。大量研究显示在阴道镜下可疑病变最重区域取 1 块活检可能漏掉 1/3 的癌前病变。当将活检数量由 1 块增加为 2 块时，可以提高 CIN2+ 的检出率。对于大多数女性而言，在阴道镜的指示下取 2～4 块活检的敏感性最高。

基于以上背景，第二工作组根据患者的细胞学、HPV 及 HPV16/18 分型检测结果，并结合阴道镜检查印象，对患者的潜在风险进行分层，从而调整阴道镜操作，提出以下推荐：①根据患者之前的检查结果和阴道镜检查印象，确定阴道镜检查是否取活检以及如何取活检。②阴道镜下见到醋酸白、化生或高度可疑异常时，应进行多点活检。在明显有醋酸白改变的区域取活检 2～4 块。③当阴道镜印象正常，即未见上皮有醋酸白改变（包括化生，因化生可表现为醋酸白改变）或其他异常表现时，且筛查结果显示低风险时（细胞学＜HSIL，HPV16/18 阴性），不推荐随机活检。④对于至少满足以下两个条件的患者：细胞学 HSIL、HPV16 阳性、阴道镜印象高级别，可有两种选择，第一为不取活检而直接进行治疗，第二为在阴道镜指示下行多点活检。如果活检病理结果未能证实为癌前病变，则患者的后续处理依照 2012 年 ASCCP 指南进行。

(三) 阴道镜操作及辅助阴道镜操作的程序标准

　　第三工作组主要围绕阴道镜操作及辅助阴道镜操作的设备进行评价 [38,41]。通过复习大量文献，并没有高质量的证据支持或反对阴道镜检查中某一操作步骤的好与坏。基于目前工作中使用的阴道镜检查操作和专家意见，对于标准化的阴道镜检查程序提出建议。目前的证据不足以推荐或反对辅助使用阴道镜识别病变的设备，并对于阴道镜检查程序提出最低要求和高级要求（表 10-4）。

表 10-4　阴道镜检查程序标准

	阴道镜检查最低要求	阴道镜检查高级要求	
阴道镜检查前	至少评价和记录以下内容： • 阴道镜检查指征 • 妊娠状况 • 绝经状况 • 子宫切除状况	至少评价以下内容： • 阴道镜检查指征 • 既往子宫颈细胞学、阴道镜以及治疗情况 • 生育情况 • 口服避孕药情况 • 妊娠状况	• 绝经状态 • 子宫切除状态 • 吸烟史 • HIV 史 • HPV 疫苗接种情况
	获得知情同意	获得知情同意	
检查	大体观察外阴和阴道壁	大体观察外阴和阴道壁	
	使用 3%~5% 醋酸后放大检查子宫颈	使用 3%~5% 醋酸后采用不同倍数放大检查子宫颈	
		用白光和使用无红光滤镜（蓝或绿色）检查子宫颈	
		放大倍数后观察阴道壁上段	

记录	至少文字记录检查所见	用表格或照片记录所见，尽可能使用注释 将检查所见用电子病历记录 记录子宫颈的可见性（全部／不能全部）
	记录鳞 - 柱状交界部的可见性（全部／不能全部）	记录鳞 - 柱状交界部的可见性（全部／不能全部），是否使用其他器械帮助暴露鳞 - 柱状交界部，如棉签或子宫颈管扩张器
	记录所见 • 有或无醋酸白 • 有或无病变	记录所见 • 有或无醋酸白 • 有或无病变 • 如果有病变，记录病变的延伸范围，可见性（全部／部分可见）及病变大小和部位，并进行描述（颜色、轮廓、边界和血管变化）
	记录阴道镜印象（正常、良性、LSIL/HSIL/癌）	记录阴道镜印象（正常、良性、LSIL/HSIL/癌）
活检	如果取活检，在鳞 - 柱状交界部处取活检	如果取活检，在鳞 - 柱状交界部处取活检并记录活检部位
	记录是否进行子宫颈管取样	记录是否进行子宫颈管取样，如果取材，请记录是用的刷子或是做的子宫颈管搔刮，或者两者都做了
阴道镜检查后处理	安排通知患者结果的相关事宜及注意事项	记录如何通知患者结果及后续处理计划

四、第四组的工作主要围绕阴道镜检查的质量控制进行 [38,42]

为了更好地实施和减少阴道镜检查中的失误，ASCCP共推出了 11 个衡量阴道镜检查质量的指标，并提出了最低标准和高级标准，详见表 10-5。在阴道镜检查数量大幅度下降以及阴道镜检查在技术上越来越具有挑战性的特定时期，这些指标将作为阴道镜质量衡量和改善的起点。

表 10-5　阴道镜检查质控标准

	最低标准	高级标准
记录鳞 - 柱状交界部的可见性（全部可见 / 不能全部可见）	90%	100%
记录是否有任何程度的醋酸白改变（有 / 无）	90%	100%
记录阴道镜印象	80%	100%
记录子宫颈的可见性（全部可见 / 不能全部可见）	70%	100%
记录病变延伸范围(全部可见 / 不能全部可见)	70%	100%
记录病变部位		100%
所观察子宫颈只要存在醋酸白、化生或高度异常的病变，应进行阴道镜指示下多点活检（2~4 块）	85%	100%
对于可疑浸润癌的患者（细胞学提示瘤变或可疑瘤变或临床可疑浸润癌），尽可能在 2 周内让患者取到报告或者转诊	60%	90%
应对可疑浸润癌的患者联系其在 2 周内到医院就诊	60%	90%
对于细胞学有高度病变可能的患者 (HSIL、ASC-H、AGC)，尽可能在 4 周内让患者取到报告或者转诊	60%	90%
对于细胞学有高度病变可能的患者 (HSIL、ASC-H、AGC)，尽可能在联系上患者在 4 周内到医院就诊	60%	90%

　　ASCCP 认为，尽管提出的阴道镜检查标准非常重要，但该标准并没有覆盖阴道镜医师面对疾病时遇到的所有问题。譬如，建议并不包括如何获得能够进行组织病理评价的子宫颈管搔刮标本。该标准只适用于子宫颈，实际工作中上外阴和阴道的检查也需要相应的标准。除此之外，只有当这些标准在临床推广使用后，才能真正了解这些建议是否具有可行性和实用性。一旦实践证明这些标准和质控标准可以改善诊疗质量，未来将很有希望以此为参考对于阴道镜医师进行一定形式的认证，以保证医疗质量 [37, 38]。

三、思考

看到美国 ASCCP 推出阴道镜检查标准后，我们除了祝贺、欣喜和学习之外，更多的应该是引发我们对我国的思考。美国没有全国性的子宫颈癌筛查项目，子宫颈癌防治面临新的变革。随着后疫苗时代的到来，子宫颈癌病例大幅度减少，癌前病变可以在更早期的阶段得以检出，阴道镜图像特点更为不典型。阴道镜作为一个主观性较强的检查方法，如相关医师缺乏大量的病例实践，将难以保障阴道镜检查的质量。阴道镜检查标准的推出为美国医师在这种形势下提供高质量的医疗服务提供了标尺，而我国则处于完全不同的状况。

自 2009 年开始，我国政府将农村妇女"两癌"检查项目列入医改重大公共卫生项目。原卫生部、财政部和全国妇联三部委合作，投入了大量的人力和物力用于子宫颈癌的筛查与防治。2009 — 2015 年，国家为 5350 万名女性进行子宫颈癌检查，7 年来共检测出子宫颈浸润癌及癌前病变 77 531 例（来自于国家疾控中心信息系统上报数据）。为了保障筛查质量和医疗水平，我国建立了相应的培训基地并进行师资培训，编写了培训教材，培养了各级医务人员，相关医疗单位开展督导质控，从多种途径进行宣教[48,49]。国家相应的医疗保证体系随之跟进。新农合重大疾病救治、新农合大病保险、重特大疾病医疗救助及农村妇女贫困救助等措施不断减轻了患者的就医负担。尽管如此，我国的实际现状依然不容乐观。2015 年我国子宫颈癌新发病例 9.89 万，死亡病例 3.05 万，发病率在中国女性生殖系统恶性肿瘤中居于第一位[50]。我国子宫颈癌筛查面临的主要问题是覆盖率不足。2010 年，全国城市平均子宫颈癌筛查率仅为 29.1%，东部经济发达地区约为 31.3%，农村约为 16.9%[51]。我国于 2017 年开始通过疾控系统开展了 HPV 疫苗注射。到医院就诊的患者呈现两极分化现象，对 HPV 感染存在过度诊疗，晚期子宫颈癌患者与日俱增。门诊阴道镜检查患者不像美国一样越来越少，而是越来越多，其中不乏无指征的阴道镜检查。就诊患者的潜在风险跨度更大，造成临床难以把控。大量的阴道镜检查使得医师疲于操作，无目标的多点活检过度使用，进而造成过度的伤害和过度诊疗。中国 CSCCP 早在 2015 年成立之初就已经认识到这个问题，着手撰写相关共识。于 2017 年 CSCCP 推出了包括阴道镜检查相关内容在内的"中国子宫颈癌筛查及异常管理相关问题专家共识"，期望对相应内容进行规范和纠正，为女性提供高质量的医疗服务 [52,53]。

不难看出，尽管我国和美国的阴道镜检查都需要规范，但出发点不同。美国的阴道镜检查主要是因为数量不足、图像不典型而难以保障质量；而我国的阴道镜检查则是由于过度检查、疲于应付操作而造成质量难以保障。因此，我们应该冷静地看待国外的指南和标准，学习国外制订标准的求真、务实态度，更多地思考应该从何处切入解决我国存在的问题。目前 HPV 预防性疫苗已经上市，接种人群跨度为 9～45 岁。我国适龄接种的女性群体庞大，一级预防疫苗接种是否会让那些已经感染的接种人群忽视二级预防子宫颈癌筛查的作用？如何加强三级预防宣教及子宫颈癌防控技术的推广，探索适合中国现状的子宫颈癌三级防控模式和方法？针对子宫颈癌防控的一线战场，如何让防治技术对基层医师更有可及性和可操作性？这些问题都需要解决。我们需要探寻过度医疗和医疗不足现象背后的原因及解决办法。子宫颈癌将逐渐成为不发达地区和国家的特色疾病，基于现在解决问题，不仅有助于为中国女性提供高质量的医疗服务，还将为世界子宫颈癌的防治工作贡献中国的力量。

（赵　昀　魏丽惠）

参考文献

[1] Broder S (1992). The Bethesda System for Reporting Cervical/ Vaginal Cytologic Diagnoses-Report of the 1991 Bethesda Workshop. JAMA. 267: 1892.

[2] Nayar R, Solomon D. Second edition of 'The Bethesda System for reporting cervical cytology'-Atlas, website, and Bethesda interobserver reproducibility project. CytoJournal [serial online] 2004 [cited 2011 Apr 17]; 1:4.

[3] Ritu Nayar, David C. Wilbur. The Bethesda System for Reporting Cervical Cytology: Definitions, Criteria, and Explanatory Notes. Springer; 3rd ed. 2015 edition (April 28, 2015).

[4] Wright TC Jr, Massad LS, Dunton CJ, Spitzer M, Wilkinson EJ, Solomon D; 20062006 consensus guidelines for the management of women with abnormal cervical cancer screening tests. Am J Obstet Gynecol. 2007 Oct; 197(4):346-55.

[5] Saslow D1, Solomon D, Lawson HW, Killackey M, Kulasingam SL, Cain JM, Garcia FA, Moriarty AT, Waxman AG, Wilbur DC, Wentzensen N, Downs LS Jr, Spitzer M, Moscicki AB, Franco EL, Stoler MH, Schiffman M, Castle PE, Myers ER, Chelmow D, Herzig A, Kim JJ, Kinney W, Herschel WL, Waldman J. American Cancer Society, American Society for Colposcopy and Cervical Pathology, and American Society for Clinical Pathology screening guidelines for the prevention and early detection of cervical cancer. J Low Genit Tract Dis. 2012 Jul; 16(3):175-204.

[6] Massad LS, Einstein MH, Huh WK, Katki HA, Kinney WK, Schiffman M, Solomon D, Wentzensen N, Lawson HW. 2012 updated consensus guidelines for the management of abnormal cervical cancer screening tests and cancer precursors. Obstet Gynecol. 2013 Apr;121(4):829-46. doi: 10. 1097/AOG. 0b013e3182883a34.

[7] ACOG. Practice Bulletin No. 157: Cervical Cancer Screening and Prevention. Obstet Gynecol. 2016 Jan;127(1):e1-e20. doi: 10. 1097/ AOG. 0000000000001263.

[8] ACOG. Practice Bulletin No. 157 Summary: Cervical Cancer Screening and Prevention. Obstet Gynecol. 2016 Jan; 127(1):185-7. doi: 10. 1097/AOG. 0000000000001256.

[9] ACOG Practice Bulletin Number 131: Screening for cervical cancer. Committee on Practice Bulletins—Gynecology. Obstet Gynecol. 2012 Nov; 120(5):1222-38. doi: http://10. 1097/AOG. 0b013e318277c92a.

[10] https://www. fda. gov/downloads/advisorycommittees/commi tteesmeetingmaterials/medicaldevices/medicaldevicesad visory committee/microbiologydevicespanel/ucm388565. pdf

[11] Petrosky E, Bocchini JA Jr, Hariri S, Chesson H, Curtis CR, Saraiya M, Unger ER, Markowitz LE; Centers for Disease Control and Prevention (CDC). Use of 9-valent human papillomavirus (HPV) vaccine: updated HPV vaccination recommendations of the advisory committee on immunization practices. MMWR Morb Mortal Wkly Rep. 2015 Mar 27; 64(11):300-4.

[12] Saslow D, Solomon D, Lawson HW, Killackey M, Kulasingam SL, Cain J, et al. American Cancer Society, American Society for Colposcopy and Cervical Pathology, and American Society for Clinical Pathology screening guidelines for the prevention and early detection of cervical cancer. ACS-ASCCP-ASCP Cervical Cancer Guideline Committee. CA Cancer J Clin 2012; 62:147-72.

[13] Ho GY, Bierman R, Beardsley L, Chang CJ, Burk RD. Natural history of cervicovaginal papillomavirus infection in young women. N Engl J Med. 1998 Feb 12; 338(7):423-8.

14] Moscicki AB, Shiboski S, Hills NK, Powell KJ, Jay N, Hanson EN, Miller S, Canjura-Clayton KL, Farhat S, Broering JM, Darragh TM. Regression of low-grade squamous intra-epithelial lesions in young women. Lancet. 2004 Nov 6-12; 364(9446):1678-83.

[15] Fuchs K, Weitzen S, Wu L, Phipps MG, Boardman LA. Management of cervical intraepithelial neoplasia 2 in adolescent and young women. J Pediatr Adolesc Gynecol. 2007 Oct; 20(5):269-74.

[16] Kulasingam SL, Havrilesky L, Ghebre R, Myers ER. Screening for cervical cancer: a decision analysis for the U. S. Preventive Services

Task Force. AHRQ Publication No. 11-05157-EF-1. Rockville (MD): Agency for Healthcare Research and Quality; 2011. Available at: http:// www. ncbi. nlm. nih. gov/books/NBK92546/pdf/ Bookshelf_ NBK92546. pdf.

[17] Huh WK, Ault KA, Chelmow D, Davey DD, Goulart RA, Garcia FA, Kinney WK, Massad LS, Mayeaux EJ, Saslow D, Schiffman M, Wentzensen N, Lawson HW, Einstein MH. Use of primary high-risk human papillomavirus testing for cervical cancer screening: interim clinical guidance. Obstet Gynecol. 2015 Feb; 125(2):330-7. doi: 10. 1097/AOG. 0000000000000669.

[18] ACOG. Practice Bulletin No. 140: management of abnormal cervical cancer screening test results and cervical cancer precursors. Obstet Gynecol. 2013 Dec; 122(6):1338-67. doi: 10. 1097/01. AOG. 0000438960. 31355. 9e.

[19] Profile of Cervical Cancer in EnglandIncidence, Mortality and Survival, February 2011.

[20] Cervical Screening Programme, England, Statistics for 2013-14, The Health and Social Care Information Centre, http://www. hscic. gov. uk/pubs/cervical1314.

[21] NHS Cervical Screening Programme Colposcopy and Programme Management, (NHSCSP Publication No 20) Third Edition March 2016 www. gov. uk/topic/population-screening-programmes.

[22] Minutes of an extraordinary meeting of the ACCS to re-examine current policy on cervical screening for women aged 20 to 24 years taking account of any new evidence and to make recommendations to the National Cancer Director and Ministers, 19 May 2009. Available at: www. cancerscreening. nhs. uk/cervical/cervical-review-minutes- 20090519. pdf. Accessed 6 August 2013.

[23] IARC handbooks of cancer prevention volume 10: cervix cancer screening. Lyon: IARC Press, 2005. Available at: www. iarc. fr/en/ publications/pdfs- online/prev/handbook10/handbook10-chap8. pdf. Accessed 6 August 2013.

[24] Guidance on the use of liquid-based cytology for cervical screening (Technology Appraosal Guidance 69). London: NICE, 2003.

[25] Kelly RS, Patnick J, Kitchener HC, et al. HPV testing as a triage for borderline or mild dyskaryosis on cervical cytology: results from the Sentinel Sites study. Br J Cancer, 2011, 105(7): 983-988.

[26] Hopman EH, Kenemans P, Helmerhorst TJ. Positive predictive rate of colposcopic examination of the cervix uteri: an overview of the literature. Obstet Gynecol Surv, 1998, 53(2): 97-106.

[27] Benedet JL, Anderson GH, Boyes DA. Colposcopic accuracy in the diagnosis of microinvasive and occult invasive carcinoma of the cervix. Obstet Gynecol, 1985, 65(4): 557-662.

[28] Buxton EJ, Luesley DM, Shafi MI, et al. Colposcopically directed punch biopsy: a potentially misleading investigation. Br J Obstet Gynaecol, 1991, 98(12): 1273-1276.

[29] Parham DM, Wiredu EK, Hussein KA. The cytological prediction of cervical intraepithelial neoplasia in colposcopically directed biopsies. Cytopathology, 1991, 2(6): 285-290.

[30] Anderson MC. Invasive carcinoma of the cervix following local destructive treatment for cervical intraepithelial neoplasia. Br J Obstet Gynaecol, 1993, 100(7): 657-663.

[31] Shumsky AG, Stuart GC, Nation J. Carcinoma of the cervix following conservative management of cervical intraepithelial neoplasia. Gynecol Oncol, 1994, 53(1): 50-54.

[32] Khalid S, Dimitriou E, Conroy R et al. The thickness and volume of LLETZ specimens can predict the relative risk of pregnancy-related morbidity. Br J Obstet Gynaecol, 2012, 119: 685-691.

[33] Castanon A, Landy R, Brocklehurst P, et al PaCT Study Group. Risk of preterm delivery with increasing depth of excision for cervical intraepithelial neoplasia in England: nested case-control study. BMJ, 2014, 349:g6223. doi: 10. 1136/bmj. g6223.

[34] Ostor AG, Duncan A, Quinn M, et al. Adenocarcinoma in situ of the uterine cervix: an experience with 100 cases. Gynecol Oncol, 2000, 79(2): 207-210.

[35] DeSimone CP, Day ME, Dietrich CS et al. Risk for residual adenocarcinoma in situ or cervical adenocarcinoma in women undergoing loop electrosurgical excision procedure/conization for

adenocarcinoma in situ. J Reprod Med, 2011, 56(9-10): 376-80.

[36] Kitchener H, Walker P, Nelson L, et al. HPV testing as an adjunct to cytology in the follow up of women treated for cervical intraepithelial neoplasia. BJOG, 2008; 15(8): 1001-1007.

[37] The New ASCCP Colposcopy Standards. Wright TC Jr. J Low Genit Tract Dis. 2017 Oct;21(4):215. doi: 10.1097/ LGT.0000000000000337.

[38] Wentzensen N, Massad LS, Mayeaux EJ Jr, et al. Evidence-based consensus recommendations for colposcopy practice for cervical cancer prevention in the United States. J Low Genit Tract Dis, 2017 , 21(4):216-222.

[39] Khan MJ, Werner CL, Darragh TM, et al. ASCCP colposcopy standards: role of colposcopy, benefits, potential harms, and terminology for colposcopic practice. J Low Genit Tract Dis, 2017, 21(4):223-229.

[40] Wentzensen N, Schiffman M, Silver MI. ASCCP colposcopy standards: risk-based colposcopy practice. J Low Genit Tract Dis, 2017, 21(4):230-234.

[41] Waxman AG, Conageski C, Silver MI, et al. ASCCP colposcopy standards: how do we perform colposcopy? implications for establishing standards. J Low Genit Tract Dis, 2017, 21(4):235-241.

[42] Mayeaux EJ Jr, Novetsky AP, Chelmow D, et al. ASCCP colposcopy standards: colposcopy quality improvement recommendations for the united states. J Low Genit Tract Dis, 2017, 21(4):242-248.

[43] Massad LS1, Einstein MH, Huh WK, et al. 2012 updated consensus guidelines for the management of abnormal cervical cancer screening tests and cancer precursors. J Low Genit Tract Dis, 2013 , 17(5 Suppl 1):1-27.

[44] Saslow D1, Solomon D, Lawson HW, et al. American Cancer Society, American Society for Colposcopy and Cervical Pathology, and American Society for Clinical Pathology screening guidelines for the prevention and early detection of cervical cancer. Am J Clin Pathol, 2012, 137(4):516-542.

[45] Mayeaus EJ, Thomas JCox. Modern colposcopy: textbook & atlas.

3rd ed. Alphen aandenRijn: Wolters Kluwer, 2014.

[46] cervical screening programme and colposcopy management.[2016-03-14][2016-05-14].https://www.gov.uk/government/publications/cervical-screening-programme-and-colposcopy-management.

[47] Bornstein J1, Bentley J, Bösze P, et al. 2011 colposcopic terminology of the International Federation for Cervical Pathology and Colposcopy. Obstet Gynecol, 2012, 120(1):166-172.

[48] Chen W, Zheng R, Baade PD, et al. CA Cancer J Clin, 2016, 66(2):115-132.

[49] Wang B, He M, Chao A, et al. Cervical cancer screening among adult women in China, 2010. Oncologist, 2015, 20(6):627-634.

[50] 中华预防医学会妇女保健分会, 子宫颈癌综合防控指南.北京: 人民卫生出版社 2017.8.

[51] 魏丽惠, 吴久玲. 子宫颈癌检查质量保障及控制指南. 北京：人民卫生出版社，2015: 12.

[52] CSCCP专家委员会.中国子宫颈癌筛查及异常管理相关问题专家共识(一). 中国妇产科临床杂志, 2017, 18(02):190-192.

[53] CSCCP专家委员会.中国子宫颈癌筛查及异常管理相关问题专家共识(二). 中国妇产科临床杂志, 2017, 18(03): 286-288.

后　　记

　　本后记是笔者在美国开 IFCPC 会议后在返京途中完成的。本次会议上 CSCCP 组织了庞大的专家代表团。除了及时更新本专业领域的最新动态，积极展示中国在子宫颈癌防治方面的工作外，另一个重要议程是参加竞争 2023 年 IFCPC 国际会议的举办权。尽管很遗憾 CSCCP 申办没有成功，但回想起来为申办所走过的历程，我们感到辛苦却又不乏成就感。

　　2016 年 5 月在北京举办了 CSCCP 第二届会议，IFCPC 主席 Walter Prendiville 博士代表 IFCPC 参加会议。他惊叹于 CSCCP 一经成立就彰显出的令人震撼的工作能力和号召力，也感动于中国临床医生对于子宫颈癌防治工作的积极参与度和提高临床技能的渴望。面对中国子宫颈癌防治的严峻形势和中国医务工作者的高涨热情，Walter 博士积极建议中国申办 IFCPC 2023 年国际会议举办权，以显示中国在国际事务中的大国形象。

　　经过慎重考虑和讨论，CSCCP 决定参加竞争 IFCPC 2023 年国际会议的举办权。随后积极策划并请中央台专业人员跟拍 CSCCP 2016 年全国各地的培训，为制作竞选视频收集素材。草拟了国际会议财务预算，并请专业人士对预算进行细化。积极准备竞选幻灯，并为幻灯所展示的内容进行多次讨论。为了向世界介绍 CSCCP，竞选举办权，CSCCP 积极申请美国 Orlando 的 IFCPC 会议展台，设计了有中国特色的展台背景，购置了各种小礼品，并征集志愿者。期间众多的专家、学者和朋友积极参与、献计献策。尤其令人感动的是美国匹兹堡大学的赵澄泉教授。他经常半夜三更为申办之事与我们联系沟通，花费了大量的精力和时间。国内同道们的积极支持和响应令人感动。不仅组织了庞大的会议代表团，而且还主动申请为 CSCCP 展台宣传做志愿者，积极组织购置旗袍，以展示中国的美丽形象。为了在做好 CSCCP 宣传的同时，又不失参加会议学习的机会。志愿者们认真为展台宣传进行了排班。4 月 5号，在 IFCPC 委员会会议上隋龙教授详尽地介绍了 IFCPC 2023 年国际会议初步财务预算报告。4 月 6 日，在 IFCPC 成员国大会上赵昀博士的精彩竞选演讲中途被两次热烈的掌声所打断。播放的竞选宣传片更是彰显了中国的大国实力和 CSCCP 成立两年中所开展的工作。尽管中国的实力和 CSCCP 的工作有目共睹，但由于 CSCCP 过于年轻，并且连续两次国际会议不能在同一个大洲举行（2020 年 IFCPC 大会在印度举行），因而 CSCCP 最终在竞争中落选。

想到前后我们为此事所付出的努力和精力，难免留有遗憾。然而，从另外一个角度讲，经历此事后，CSCCP 已经在国际舞台上崭露头角。正如 Walter Prendiville 博士所言，"Nobody knows you before，but this time，everybody knows CSCCP"。CSCCP 推荐隋龙教授进入 IFCPC 理事会，印度和哥伦比亚主动邀请 CSCCP 参加未来将在本国举行的 IFCPC 国际会议，美国 ASCCP 积极联系商讨后续与 CSCCP 共同开展培训等事宜。这些足以显示 CSCCP 已经正式踏上国际舞台，世界各国已经开始关注 CSCCP。

在我们依然面对国内严峻的子宫颈癌防治现状时，国外已经踏入了子宫颈癌防治的后疫苗时代，我们在子宫颈癌防治的道路上已经落后。面对国内外的不同形势，我们在向西方各国学习的同时，更重要的是，我们国内同道一起精诚合作，探索出有中国特色的子宫颈癌防治道路。

现阶段 CSCCP 的工作重点依然是加强阴道镜和细胞学的规范化培训。期望《下生殖道上皮内病变的诊治和管理》能为临床工作提供一定的参考作用。我们依然要强调的是面对个体患者和健康人群这两个具有不同特点的群体时，临床医生一定要有思维模式的转化。任何一本书或指南都不是行政指令，只是疾病自然进程中的一些特点和趋势的描述，不一定适用于所有的患者和医疗机构。因此，在指南的指导下进行诊疗的同时，不可忽视患者的个性化因素以及现实的医疗能力。

任何一本书都是团队工作的结晶。再次感谢 CSCCP 专家委员会及本书执笔人辛苦、认真的付出，也感谢背后众多默默的支持者。如厦门大学生命科学院的吴婷教授、广东省妇幼的刘婷艳医师，以及北京大学人民医院妇科所给予的支持。CSCCP 的点滴进步来源于我们持续不断地前行。正如非洲谚语所说：如果你想走得快，一个人走；如果你想走得远，一群人走。谋己任而创未来，未来任重而道远，CSCCP 期待与您砥砺前行走得更远。

魏丽惠
2016.4.8 于芝加哥飞北京航班